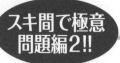

スキ間で極意
問題編2!!

こたえ
所見は1つとは限らない！
複数所見の心電図 **33**問

上嶋健治

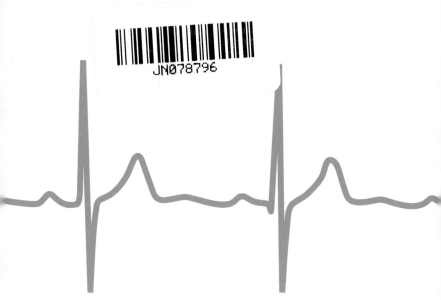

JN078796

克誠堂出版

《著者》

上 嶋 健 治（うえしまけんじ）

《著者略歴》

昭和 55 年　和歌山県立医科大学 卒業
昭和 59 年　和歌山県立医科大学 大学院博士課程 内科学（循環器）修了
　　　　　　国立循環器病センター 心臓内科 レジデント・医師
平成元年　　和歌山県立医科大学 内科学（循環器学講座） 助手
　　　　　　（平成 2～3 年　米国 ロングビーチ退役軍人病院 循環器研究室 留学）
平成 5 年　　岩手医科大学 内科学第二講座 講師
平成 9 年　　岩手医科大学 内科学第二講座・循環器医療センター 助教授
平成 18 年　京都大学大学院医学研究科 EBM 研究センター 准教授
平成 22 年　京都大学大学院医学研究科 EBM 研究センター 教授
平成 25 年　京都大学医学部附属病院 臨床研究総合センター EBM 推進部 教授
平成 30 年　京都大学医学部附属病院 相談支援センター センター長
　　　　　　現在に至る

《主な活動分野》

EBM 研究：循環器疾患・腎臓疾患・生活習慣病領域の臨床研究とその普及
循環器研究：運動心臓病学・循環器病予防医学

序文に代えて

　2017年にご縁を頂いて、『スキ間で極意‼ いつでもどこでも心電図判読88問』という心電図の問題集を上梓することができました。その後、問題集だけでは必ずしも十分ではなく、心電図判読のための最低限の知識やスキルの習得のための教科書も必要と、2019年には『スキ間で極意・学習編‼ 心電図プロの見方が面白いほど見える本』という教科書も上梓されました。いずれも、従来の堅苦しいイメージを払拭した医学書と一定の評価を頂き、これで一段落と思っていましたが、出版社の方々とお話をしているうちに、重要なことに気づかされました。

　すなわち、『スキ間で極意〜』も含めて従来の問題集の多くは1問1答形式で、1枚の心電図から1つの所見を確認していくように書かれています。実際、期外収縮や脚ブロックなど、一瞥しただけで確認できる所見があります。しかし、そのような「目立った所見」を「発見」してしまうと、それだけで満足してしまって思考停止に陥り、さらなる所見の追求を怠ってしまいます。これでは目立たないが重要な心電図所見を見逃しかねない危惧があります。これは、何とかしたいところで、1枚の心電図から見落としなく複数の所見を確認し、さらにはその臨床的意義にまで思いを馳せることができるような、そんな問題集を作れないかと考えました。そのような経緯で生まれたのが本書『スキ間で極意・問題編2‼ 所見（こたえ）は1つとは限らない！ 複数所見の心電図33問』です。

　実は、この発想の元には、「英単語の覚え方」にありました。英単語の記憶法も、辞書を引いたり、単語帳を作ったりと単語単位で記憶していく方法があります。一方で、複数の英単語から構成された英文を覚えることで、単語力を増強させる方法があります。一般的には、1語ずつ覚える単語帳方式に比べて、文章方式の方が時間はかかりますが、単語同

士の関連（○○という動詞は不定詞を取るが、△△という動詞は動名詞を取るといった約束事）が自然に身につくと言われています。本書はこれと同じように、複数の所見を有する1枚の心電図記録を読み込むことで、「右脚ブロックを見れば軸偏位を見る」、「心室頻拍を見れば脚ブロックパタンを見る」、「不整脈を見ればP波を探す」といった所見同士の関連や注意すべきポイントを理解し、見落としのない判読技術が自然に身につくようにとするものです。

　今回も過去の拙著と同様のコンセプトで、文体と内容に一貫性を保たせるために単著にこだわりました。そのため、今回も相応しい心電図を著者1人では収集することができず、多くの先生方から心電図のご提供を頂き、また、ホームページからの図表の転載許可も頂きました。勤医協中央病院の鈴木隆司先生、京都下鴨病院の山下文治先生、武田病院健診センターの桝田出先生、JA広島総合病院の藤井隆先生、心臓病看護教育研究会会長の市田聡先生には、この場をお借りして厚く御礼申し上げます。同時に、克誠堂出版編集部の吉原成紀さんからは、著者の独りよがりや思い込みを正す建設的なご助言を数多く頂きました。すべて読者視点に立つ非常に有難いものでした。

　最後になりますが、本書が心電図の判読に携わる方々のお役に立ち、前著ともども心電図判読の一助にご活用頂ければ望外の喜びです。宜しくお願い申し上げます。

2019年11月　底冷えの近づく京都にて

上嶋 健治

本書の使い方

　本書は『スキ間で極意‼ いつでもどこでも心電図判読88問』の続編で、前者と同様に「スキ間時間にも読める気軽な医学書」というコンセプトで書かれた問題集です。

　序文にも書きましたように、実臨床では1枚の心電図に複数の所見が含まれています。複数の所見を見落としなく確認するには、「基本に忠実に、アルファベット順にP波からU波まで判読する」ということと、「注目すべき誘導には偏りがあり、Ⅰ・aV$_F$・V$_1$・V$_5$誘導を重点的に見る」という2点を念頭に置いて、判読頂ければと考えています。このコンセプトは『スキ間で極意・学習編‼ 心電図プロの見方が面白いほど見える本』という教科書形式の拙著と共通のものです。併せてお読み頂けると一層理解が深まるのではないかと思っています。

　また、各設問について重要度をミシュラン風に★の数で示しています。各々、★★★★：決して忘れてはならない必須の知識、★★★：基礎的で重要な知識、★★：応用的で重要な知識、★：応用的な予備知識の4つに分類しています。時間の無い方には、重要度の高い問題から解き始めて頂くことも一案かと考えています。さらに、心電図に関するテーマとは離れて、著者の徒然なる思いを書き留めた「コラム」欄を設けて、肩の凝らない読み物になることにも配慮しています。

　心電図の判読スキルの向上には、「習うより慣れろ」と「継続は力なり」の精神が必須です。繰り返し手に取って読み解いて頂くことが、スキルアップの王道と信じています。わずか33問という問題数しかありませんが、虚血、伝導障害、不整脈、それ以外にも特殊な病態を含めた精選された33問です。反復してトレーニングして頂くには適当な問題数かと思っています。どうぞ、本書をお楽しみください。

難しい問題ではなさそうですが、
そう単純ではありません。

25mm/sec　フィルタ：ハム強，筋電，ドリフト

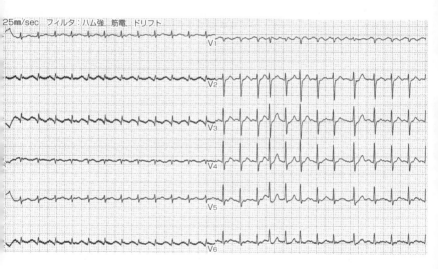

心電図記録が美しくない！

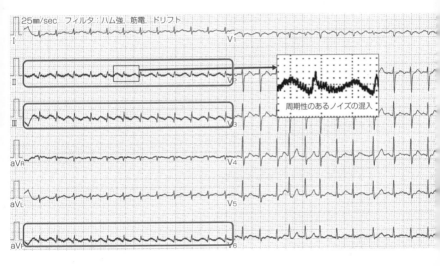

周期性のあるノイズの混入

　一目見たときに、Ⅱ・Ⅲ・aVF誘導にノイズが混入していて記録が美しくないと感じます。

　この感覚は個人的な美意識によるものではなく、心電図は「画像診断」ですので、判読できる記録でなければ正しい診断を下すことができません。

　設問の心電図では、マーカーで囲ったように、周期性のあるノイズが混入しています。

所見1：Ⅱ・Ⅲ・aVF誘導にノイズが混入：交流性ハム

ノイズについての考察①：
すべての肢誘導に混入してはいない

　心電図記録の２大ノイズは、筋電図と交流ハムです。

　筋電図は文字通り心臓以外の筋収縮を反映するものですが、通常は肢誘導のすべての誘導に見られます。

　交流ハムとは50Hzまたは60Hzの正弦波が混入して基線が太く見えるもので、必ずしも肢誘導のすべてに記録されるものでもありませんし、肢誘導に限局するわけでもありません。

さらに、調律にも問題がありそうですが……

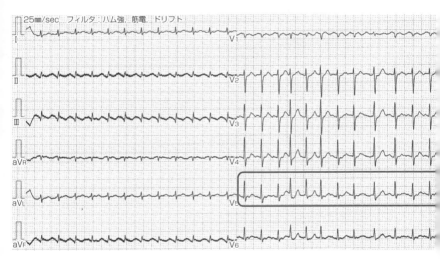

　一瞥しただけで、整脈でないことがわかります。しかし、不整脈を見つけただけで満足してはいけません。

　不整脈診断のための情報収集が必要です。

　では、どんな情報が必要でしょうか？

不整脈診断の着目点は？

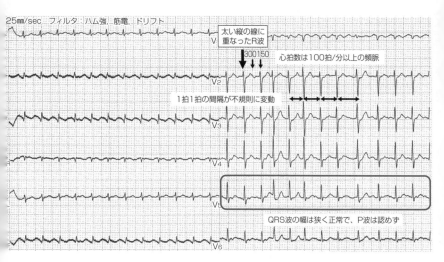

25mm/sec　フィルタ：ハム強，筋電，ドリフト

太い縦の線に重なったR波

300 150

心拍数は100拍/分以上の頻脈

1拍1拍の間隔が不規則に変動

QRS波の幅は狭く正常で、P波は認めず

　不整脈の診断では、①QRS波の幅、②P波の有無とその形、③Pと QRSの関係、を評価していくことが重要です。

　本心電図では、①QRS幅は狭く、電気刺激が房室結節から刺激伝導系を正常に伝わっていることがわかります。②P波は認めません（f波もほとんど認識できません）。③P波がないためP波とQRSの関係については言及できません。

　ここまでで、心房細動という診断が可能で、300の法則から心拍数は150前後の頻脈に気づきます。

所見2：頻脈性心房細動

心房細動があればその影響や原疾患も考える

　頻脈性の心房細動は心不全の原因になります。

　心電図で心不全診断は難しいのですが、心不全による浮腫は QRS 波の電位に影響を与えます。下腿の浮腫を呈する病態では、肢誘導で低電位差を認めることがあります。

　また、頻脈性心房細動の基礎疾患としては甲状腺機能亢進症を忘れてはいけません。

　V₁誘導の f 波の電位が高いときは心房細動の罹病歴が短く、低いときは長いともいわれています。

　もちろん、低電位差を合併した心房細動のすべてが臨床的に心不全を合併しているわけではありません。ただ、基礎疾患や合併疾患にも思いをはせて判読を進めると、心電図の読影そのものに奥行きを感じるようになります。

心房細動の影響？

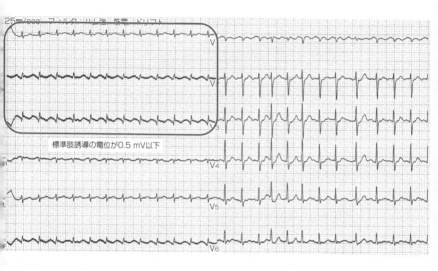

標準肢誘導の電位が0.5 mV以下

前のページの内容を念頭に置いて設問の心電図を見直すと、電位の低いことに気づくでしょう。標準肢誘導（Ⅰ、Ⅱ、Ⅲ）の各誘導の電位が0.5 mV以下のとき、または、胸部誘導のすべての電位が1 mV以下のときに低電位差と診断します。

設問では、肢誘導にのみ低電位を認めますが、肢誘導に低電位を見たときには胸部誘導の、胸部誘導に低電位を見たときには肢誘導の電位を確認することは重要です。

所見3：低電位差

私の好きなもの1
愛犬との散歩

　日本には四季があり、もちろんその季節感を自覚していると思っていました。しかし、愛犬と散歩し始めて思うことは、今までは四季の風情を感じていたのではなく、気温の変化を四季の変化と感じていただけのように思っています。

　冬の京都は底冷えとよばれ大変厳しいものです。しかし、川原の霜柱を踏みしめる感触はこの季節だけのプレゼントで、雪を頂いた神社の鳥居の美しさも格別です。

　寒さが緩み始めると下鴨神社の糺の森に鴬の声が聞こえ始めます。その声と入れ替わるように高野川の桜が咲き出すと、散歩の足取りも軽くなります。桜が散った後の晩春から初夏に移ろう糺の森は、森の緑が深まるマイ・ベストシーズンです。

　梅雨入り前後の下鴨神社の蛍火の茶会では数多くの蛍が放たれ、境内を流れる川の周辺では蛍の光がゆらめき、夜の散歩が楽しみになります。

　夏は油照りとよばれる猛暑に晒されますが、木々の緑のドームの中は体感温度がぐっと下がります。

　秋は紅葉に尽きますが、師走に入ってもまだ楽しむことができます。紅葉が終わると色あせた木の葉が舞い落ちます。時折、野生の本能が愛犬を舞い落ちる枯葉に跳びつかせます。

　毎朝の愛犬との散歩は四季の風情を感じさせ、1日の活力を与えてくれるエネルギー源です。

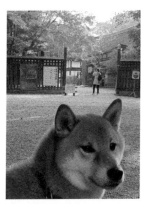

写真　愛犬の七五三太（シメタ）

不整脈は明らかですが……。

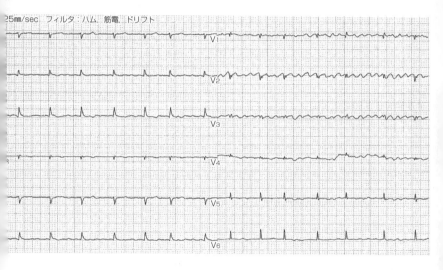

25mm/sec　フィルタ：ハム，筋電，ドリフト

不整脈診断のポイントは？

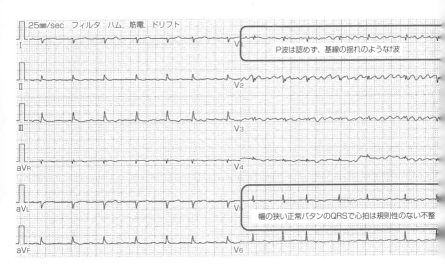

25mm/sec　フィルタ：ハム，筋電，ドリフト

P波は認めず、基線の揺れのようなf波

幅の狭い正常パタンのQRSで心拍は規則性のない不整

　洞調律でなければ、①QRS波の幅、②P波の有無とその形、③PとQRSの関係、を評価していきます。

　本心電図では、幅の狭いQRS波が不規則に変動しています。また、P波を認めず、f波を認めることから、不整脈診断は

所見1：心房細動

低電位差では肢誘導・胸部誘導を確認

　標準肢誘導で低電位差を認め、下腿の浮腫を示唆する所見ではないかと考えたのが前問でした。

　今回も同様に低電位差を認めるのですが、標準肢誘導にとどまらず、胸部誘導にも低電位差を認めます。

　肢誘導と胸部誘導の低電位差は、心筋梗塞や拡張型心筋症など、生存心筋の量の少なさによる起電力の低下を反映する可能性があります。

　さらに、心嚢液や胸水の貯留および肺気腫や気胸などでは、心臓から電極への電気的距離が大きくなるときにも低電位差を呈します。

　標準肢誘導に低電位差を認めたときには、胸部誘導の低電位差にも注意を払ってください。

肢誘導にも胸部誘導にも着目

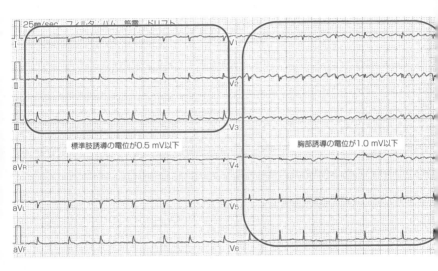

　標準肢誘導の各誘導の電位が0.5 mV以下であり、胸部誘導のすべての電位が1.0 mV以下という、低電位差の2つの基準を共に満たしています。

所見2：低電位差

よく見かける心電図では
ありますが……。

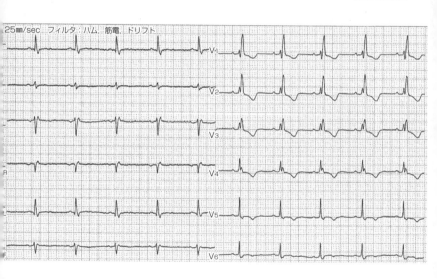

25mm/sec　フィルタ：ハム，筋電，ドリフト

V₁
V₂
V₃
V₄
V₅
V₆

QRS 波形の評価には、V1・V5 誘導

　心電図には 12 の誘導があり、しかも P〜U 波の多くの「波」があるので、どこをどのように見て読影すればいいのかがわかりません。

　実際、12 誘導の個々の誘導が、1/12 ずつの役割を担ってはおらず、キーになる誘導があります。

　中でも、V1・V5 誘導は、脚ブロックや、心肥大の診断基準に重要であり、P 波やΔ波の評価もしやすく、移行帯の評価にも重要で、V5 誘導は ST 低下の検出力も高い誘導です。

　拙著『心電図プロの見方が面白いほど見える本』でも述べたように、私は QRS 波形の評価には、V1 と V5 誘導は見逃せない誘導と考えています。

V1・V5 誘導に着目すると

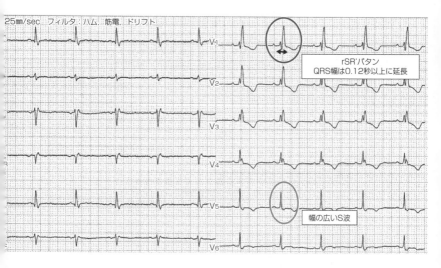

25mm/sec フィルタ：ハム，筋電，ドリフト

V1 rSR'パタン QRS幅は0.12秒以上に延長

V5 幅の広いS波

　正常では、V1 誘導に高い R（R'）波を認めることはありませんが、設問の V1 誘導には rSR' パタンと陰性 T 波を認め、V5 誘導に幅広の S 波を認めます。しかも QRS 幅が延長しています。

所見 1：完全右脚ブロック

右脚ブロックを見たときには、
必ず電気軸（軸偏位）もセットで評価

　右脚ブロックを見たときには、電気軸にも注目する必要があります。

　右脚ブロックに左脚前枝ブロックや左脚後枝ブロックを合併した状態を2束ブロックとよびます（MEMO参照）。いずれの場合も、残る1束に伝導障害を生じると、完全房室ブロックへの進行が懸念される病態です。

　左脚前枝に伝導障害が生じると、左室の電気的興奮は後下方から左上向きに伝播するため、左軸偏位を示します。一方、左脚後枝に伝導障害が生じると、逆向きに伝播するため、右軸偏位を示します。

電気軸を見てみると……

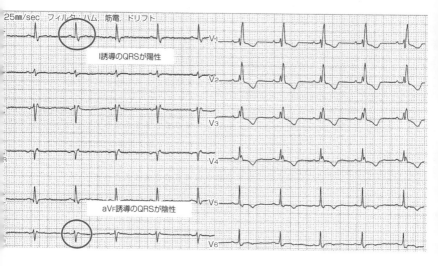

25mm/sec　フィルタ：ハム，筋電，ドリフト

I誘導のQRSが陽性

aVF誘導のQRSが陰性

QRS は I 誘導で陽性、aVF 誘導で陰性：左軸偏位

所見 2：左脚前枝ブロックの合併

2束ブロック

*

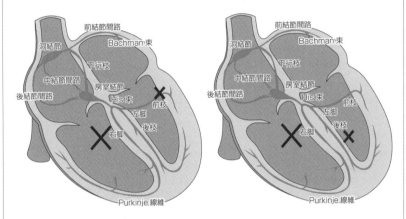

　右脚ブロックは右脚の伝導障害ですが、ここに左脚ブロックも同時に合併すると、両脚がブロックされてしまい、これは完全房室ブロックになります。

　しかし、左脚は前枝と後枝の2束に分枝するので、右脚ブロックに、左脚の2束のいずれか1束に伝導障害を認める場合、すなわち、右脚ブロックに左脚前枝ブロックの合併や、右脚ブロックに左脚後枝ブロックを合併した状態があります。これらを2束ブロックとよびます。

これもありふれた
心電図のようですが……。

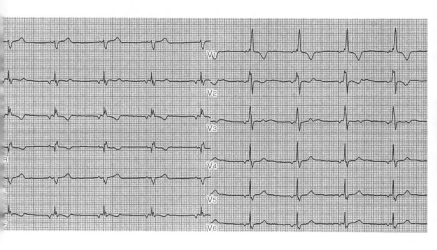

V₁・V₅ 誘導に着目すると

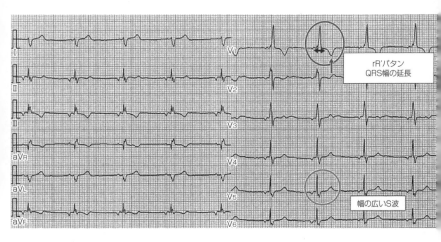

rR'パタン
QRS幅の延長

幅の広いS波

　V₁ 誘導の rR' パタンと陰性 T 波、V₅ 誘導の幅広の S 波を認め、しかも QRS 幅が延長しています。

所見 1：完全右脚ブロック

電気軸に着目すると

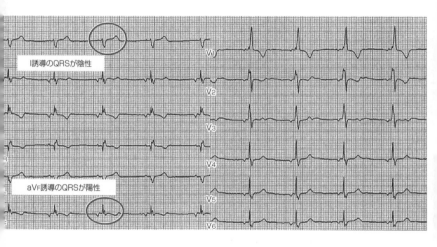

I誘導のQRSが陰性

aVF誘導のQRSが陽性

V1
V2
V3
V4
V5
V6

QRS は I 誘導で陰性、aVF 誘導で陽性：右軸偏位

所見 2 ：左脚後枝ブロックの合併

現場の心電図には、いくつ所見が隠れているか わかりません

さて、この設問の判読は以上で終わりでしょうか？
他の情報を見逃していないか、次ページ以降で確認していきます。

　脚ブロックを見れば、電気軸に注意するとともに、伝導障害という観点からは P 波・PR 間隔に注意したいところです。

　そして P 波を評価する誘導といえば……。

P波・PR間隔に着目すると

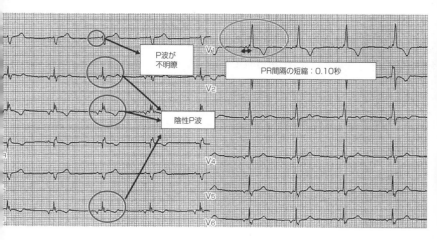

P波が
不明瞭

PR間隔の短縮：0.10秒

陰性P波

　正常洞調律ならP波はⅠ・Ⅱ・Ⅲ誘導で陽性波として記録されるはずです。しかし、本心電図ではⅠ誘導のP波は不明瞭で、Ⅱ・Ⅲ・aVF誘導のP波も陰性で、これは異所性の上室調律です。しかもPR間隔は0.10秒と短縮しています。

　異所性上室調律のうち、PR間隔≧0.12秒を冠静脈洞調律、＜0.12秒を房室接合部調律とよびます。

所見3：房室接合部調律

特に P 波と PR 間隔を意識したワケは

　正常 QRS 波形の調律に右脚ブロックが出没する間歇性右脚ブロックという病態があり、一部には心拍数や PR 間隔に依存して、右脚ブロックパタンを取ることが知られています。

　もちろん、だからといって、本症例が PR 間隔の短縮により右脚ブロックを呈しているという証拠はまったくなく、そうでない可能性のほうが高いかもしれません。

　しかし、そのようなロマンをもって判読できるようになれば、初心者の域を脱するように思えます。

　また、PR 間隔は房室伝導の指標でもあります。

　脚ブロックという脚の伝導障害に、さらなる伝導障害の合併の有無を確認することは非常に重要なことです。

第**5**問

やはり、よくみかける心電図のようですが……。

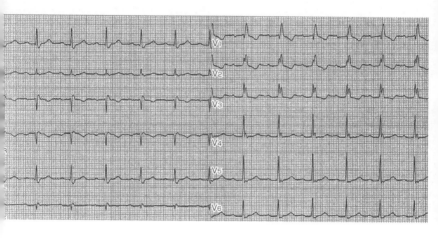

V₁・V₅誘導に着目すると

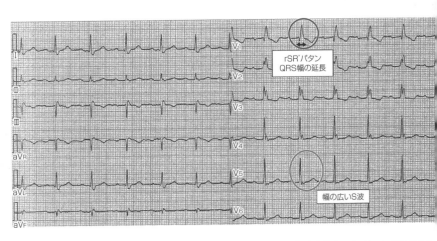

rSR'パタン
QRS幅の延長

幅の広いS波

　V₁誘導のrSR'パタンとV₅誘導の幅広のS波を認め、しかもQRS幅が延長しています。

所見1：完全右脚ブロック

電気軸に着目すると

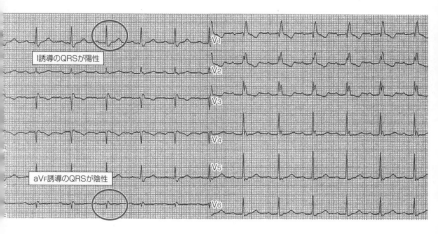

I誘導のQRSが陽性

aVF誘導のQRSが陰性

QRS は I 誘導で陽性、aVF 誘導で陰性：左軸偏位

所見2：左脚前枝ブロックの合併

さらに、P波とPR間隔に着目

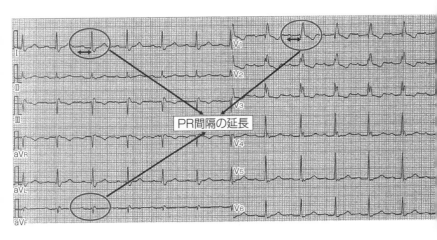

P波の形は正常。

しかし、PR間隔が0.26秒（記録紙のマス目の6マス半）と延長しています。

所見3：1度房室ブロック

設問の心電図は、右脚ブロックに左脚前枝ブロックを合併し、さらに心房から心室への伝導障害である房室ブロックも認めています。

これは、完全房室ブロックへの移行に注意すべき重要な所見です。

第**6**問

何となくスキマの多い印象ですが……。

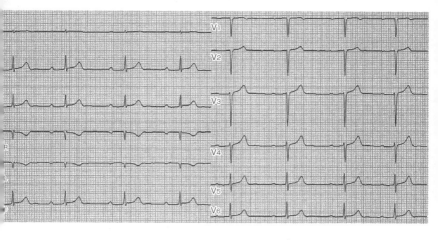

第6問

スキマの多い印象は記録された QRS の数の少なさから

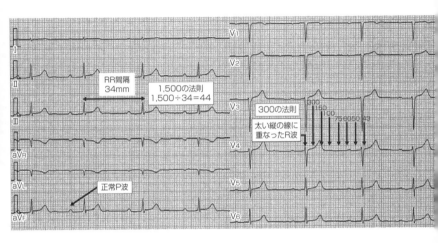

記録された QRS の数が少ないことは一目瞭然なので、基本に戻って心拍数を測定します。

300 の法則では心拍数が 43〜50 拍/分前後、1,500 の法則では 44 拍/分の徐脈で、しかも P 波は正常です。

所見 1：洞性徐脈

徐脈に気づけば、伝導障害に注目

　徐脈とは、心拍数が50拍/分未満になる状態です。その原因は、電気刺激の伝導が、①洞から心房の間で障害される場合、②房室結節を含む心房と心室の間で障害される場合があります。いずれの場合も伝導障害が病態の基本です。場合によっては、洞–心房間と心房–心室間の両方に障害がある場合もあります。この場合には、より重症化して高度な徐脈に至ることがあります。

　したがって、徐脈をみた場合にはそれに気づいただけで満足せず、洞–心房間・心房–心室間の伝導障害の詳細についても、評価する習慣が肝要です。

　伝導障害の評価には、まずP波の起源が洞由来かそれ以外かを確認するために、P波の形に注意します。そのとき、房室伝導の指標であるPR間隔もセットで評価するよう習慣づけておきたいものです。

P 波の形と PR 間隔に注目

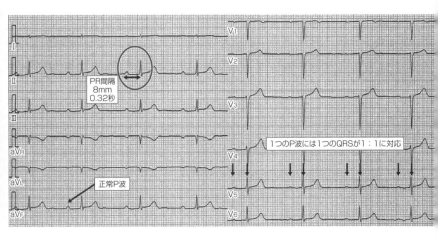

P 波は正常ですが、PR 間隔は 0.32 秒と著明に延長しています。しかし、1 つの P 波には 1 つの QRS が 1：1 に対応しており、QRS の脱落は認めません。

所見 2：1 度房室ブロック

夜間睡眠中などに、さらなる徐脈や 2 度以上の房室ブロックの出現がないかを確認するために、ホルター心電図などの追加検査を考慮したほうがよいかもしれません。

第7問

救急室で撮った心電図で、肢誘導の基線に多少の揺れがありますが。

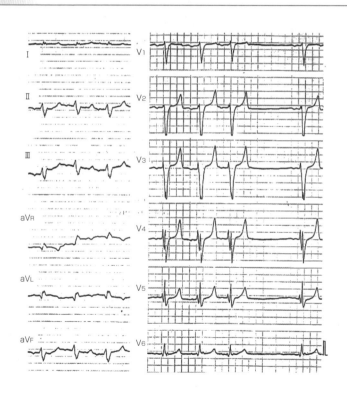

多彩な所見の心電図を判読するときには

　この設問の心電図では、一目見ただけで多くの所見が確認されます。このようなときには、目につく所見だけに心を奪われて他の所見の評価をおろそかにしないことが重要です。

　目についた所見は重要な所見として認識するとともに、慌てずに基本に忠実に判読していきます。
　落ち着いて、電気軸や移行帯、P波からアルファベット順に各波形を評価していきましょう。

欠落した QRS に目を奪われますが……

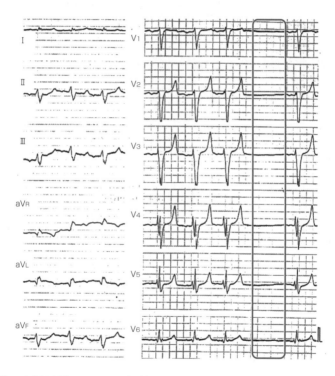

　まず、胸部誘導の QRS の欠落に注意が向かうでしょうが、不整脈の評価には周辺の細かい情報収集が必要になることが多く、通常は、最後にじっくり評価したほうがよいと感じています。

不整脈の評価は後回し

QRS 幅の広さが際立つ

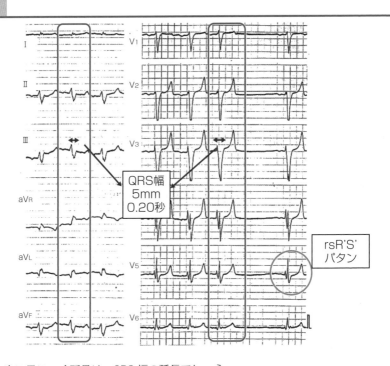

QRS幅
5mm
0.20秒

rsR'S'
パタン

　次に目につく所見は、QRS 幅の延長でしょう。
　0.20 秒と著明に延長していますが、QRS のパタンは右脚ブロック、左脚ブロックのいずれにも該当しません。
　強いて言えば、左脚ブロックに近いパタンですが、V5 誘導では rsR'S' と奇妙な QRS 波形です。

所見 1：非特異的心室内伝導障害（MEMO 参照）

　順に情報を収集していきましょう。

胸部誘導のT波が際立つ

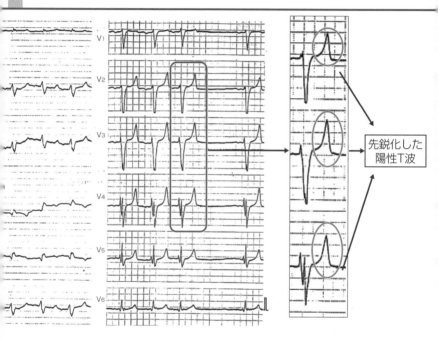

先鋭化した陽性T波

次に目に付く所見は V_2～V_4 誘導の幅の狭い尖ったT波でしょうか。

通常、右脚ブロックにせよ、左脚ブロックにせよ、心室内に伝導障害があるときには、T波は陰性化するのが普通ですが、T波は陽性のままでしかも先鋭化しています。

所見2：テント状T波

テント状T波と心室内伝導障害から、高K血症が頭に浮かびますね。これを念頭に置いて、基本に忠実にP波から判読を続けると……。

P 波が目立たない

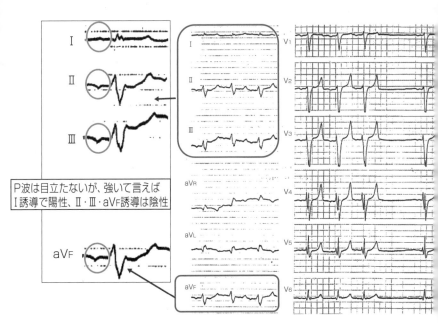

P波は目立たないが、強いて言えば
I誘導で陽性、II・III・aVF誘導は陰性

　正常では、P 波はI・II・III・aVF 誘導で陽性です。しかし本心電図では、これらの誘導の P 波は目立たず、そもそも全誘導で P 波が不明瞭です。

所見 3：変形した（洞性）P 波の可能性

　これも、高 K 血症の心電図所見の 1 つです。では、最後に不整脈の評価に取りかかります。

欠落した QRS のタイミングに着目

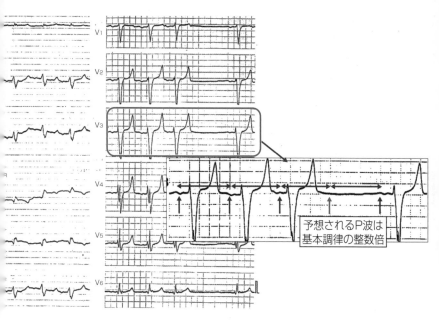

予想されるP波は
基本調律の整数倍

　欠落した QRS の前に P 波は認めず、期待される P 波は基本調律の整数倍になっています。

所見 4：洞ブロックの可能性

　これらの所見は、いずれも高 K 血症の心電図所見として矛盾のないものです。

多彩な所見の心電図で考えるべきこと

　この設問の心電図では、P 波の変形や心室内伝導障害、テント状 T 波に洞ブロックと多彩な所見を認めます。これは、局所の虚血や部分的な伝導遅延ではなく、心臓全体に何かが起こっていることを示唆します。すなわち、電解質異常や薬物中毒などの全身の異常の一部を心電図が反映していると考えるべきです。

　本症例はテント状 T 波というキーワードから明らかなように、急性腎不全による高 K 血症の患者さんの心電図で、救急外来に入室時の K の値は、8.2 mEq/L でした。

　なお、P 波の形からは洞性 P 波とは評価できませんでした。しかし、高 K 血症では、洞性 P 波が減高したり、変形したりすることが知られており、基本調律は洞調律と考えていますが、断定はできません。

　そこで、所見 3 では、変形した洞性 P 波の「可能性」と記しています。同様に、不整脈の所見は洞ブロックと考えられますが、基本調律が洞調律でない可能性も考慮して、所見 4 でも、洞ブロックの「可能性」としています。

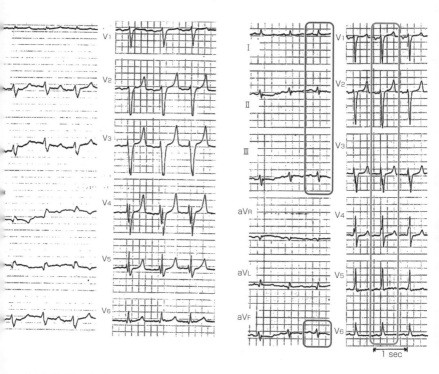

　左は設問の心電図の再掲で、右は治療後の翌日の心電図です。
　治療によりＫが 7.1 mEq/L まで低下しており、Ⅰ～Ⅲ・aVF 誘導の
Ｐ波は明らかな陽性を示すとともに、胸部誘導の QRS 幅も随分狭く
なっています。

心室内伝導障害

*

　心室内伝導障害とは、「心室内刺激伝導系における伝導遅延あるいは伝導途絶をいう」という定義があり、狭義には、右脚ブロック、左脚ブロック、左脚前枝ブロック、左脚後枝ブロックを指します。

　一方で、QRS幅が0.11秒以上で、左脚ブロック・右脚ブロックパタンに該当しない心電図を「非特異的心室内伝導障害（遅延）」とよぶことがあります。混乱しないようにしたいですね。この場合は、伝導障害が脚などの局所で起こっているのではなく、心筋全体でトータルとして伝導遅延を起こしていると考えます。

　肥大心では、心臓のサイズが大きくなるため、このような伝導遅延を生じやすいとされています。また、設問のような高K血症といった心筋細胞レベルで興奮しにくい状況でも伝導遅延が生じます。

気がつきにくい所見もありますが。

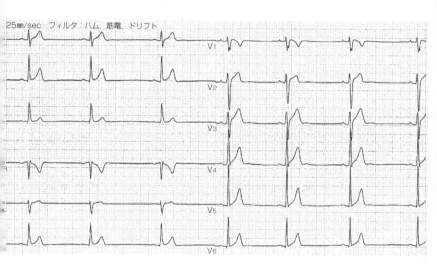

25mm/sec　フィルタ：ハム，筋電，ドリフト

徐脈傾向に気づけば、心拍数を確認

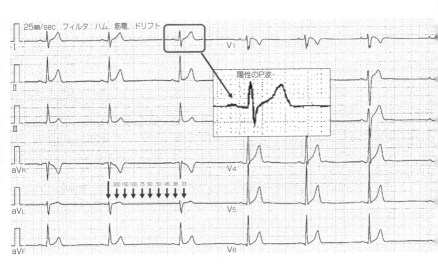

一瞥して、まず徐脈傾向に気づきます。

RR 間隔を見てみるとやや不整があるものの、I 誘導の P 波も陽性で基本的には洞調律と考えてよさそうです。

300 の法則によると 35 前後の心拍数であることが確認できます。

所見 1：洞性徐脈

さて、心拍関連では見落としやすいもう 1 つの所見があります。

心拍数とともに整・不整にも注目

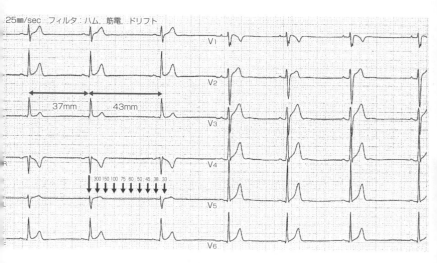

25㎜/sec　フィルタ：ハム, 筋電, ドリフト

37mm　43mm

300 150 100 75 60 50 45 38 33

V1
V2
V3
V4
V5
V6

　RR間隔を見てみると軽度ですが不整があります。基本は洞調律なので、

所見2：洞不整脈

と診断されます。

　なお、1,500の法則を使って心拍数を計算すると、35拍/分（1,500÷43）から41拍/分（1,500÷37）と算出され、洞徐脈の所見が再確認されます。

　さて、見落としやすいもう1つの所見とは何でしょうか？

QRST が左右から圧縮された感じがある

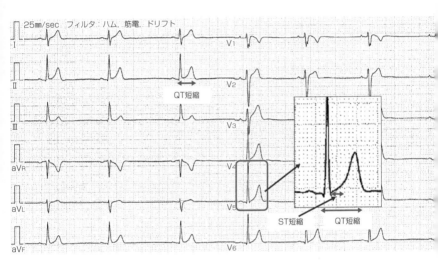

基本に忠実に P 波から順に所見をとっていくと、左右から圧縮されたような QRST に気づきます。QT 間隔を測定すると 0.40 秒で、Bazett の補正後の QTc 間隔では 0.32 秒と QT 間隔の短縮を認めます。

所見 3：QT 短縮

この QT 間隔の短縮について詳しく見てみると、T 波の幅はそのままで ST 部分が短縮することで起こっているものだとわかります。

これは高 Ca 血症でよくみられる所見です。実際、本症例は血清 Ca 濃度が 13.6 mg/dL に上昇した副甲状腺機能亢進症の患者さんの心電図です。

著明な高 Ca 血症では徐脈化することが知られており、複数の所見を関連づけながら判読していくと初級の域の突破も近いと思います。

不整脈診断だけで済ませないで ください。

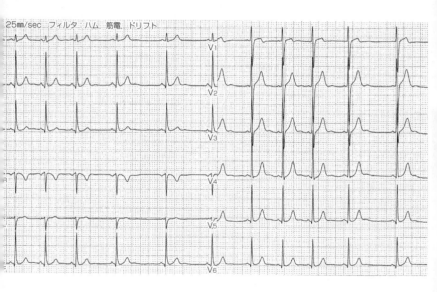

25mm/sec　フィルタ：ハム，筋電，ドリフト

まず、RR 間隔が徐々に延長していることに気づきます

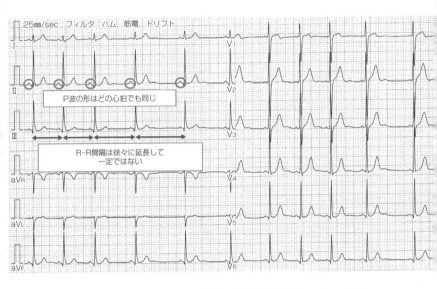

25mm/sec フィルタ：ハム，筋電，ドリフト

P波の形はどの心拍でも同じ

R-R間隔は徐々に延長して一定ではない

RR 間隔は一定ではなく、周期的に間隔が変化しています。

しかし、P 波の形はどの心拍でも同じで、また QRS も幅の狭い正常パタンであることから、洞調律と考えられます。

所見 1：洞不整脈

不整脈以外の所見は？

胸部誘導では、
深い S 波と高い R 波を認めます

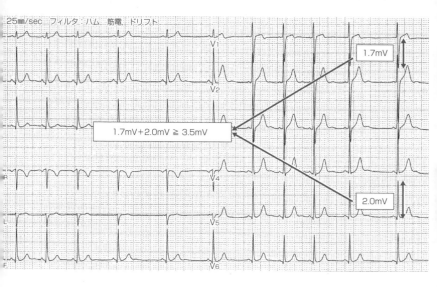

25mm/sec　フィルタ：ハム，筋電，ドリフト

V₁

1.7mV

V₂

1.7mV＋2.0mV ≧ 3.5mV

V₄

2.0mV

V₅

V₆

　胸部誘導の V₁～V₄ では上下の誘導の S 波と R 波が重なっており、深い S 波や高い R 波を反映しています。そこで、V₁ の S 波と V₅ の R 波を計測してみると、SV₁＋RV₅＝3.7 mV と高電位差の基準を満たしています。

所見2：高電位差

　さて、必ずしも典型的ではないので、気づきにくい所見がありますが。

ST部分が少し「しゃくれた」感じに気づきます。

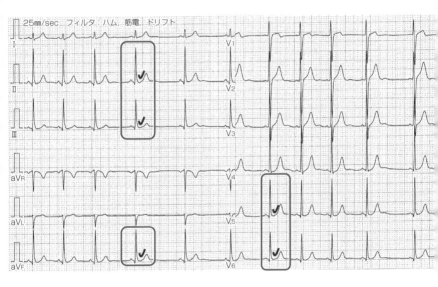

　Ⅱ・Ⅲ・aVFおよびV5～V6誘導では、ST部分が「しゃくれた」感じ、すなわち、上に凹の形で基線よりもごくわずかに上昇しています。

所見3：早期再分極

　ところで、この患者さんの年齢はわかりますか？

心電図から年齢がわかる？

　本問の心電図を判読しながら、患者さんは若い人だなと感じました。もちろん、心電図から具体的な年齢がわかるはずはありません。では、なぜそう感じたのか？　それは、自分なりに感じていた若年者の心電図の特徴をいくつか見いだせたからかと思います。

　その特徴的な所見とは、①洞（呼吸性）不整脈です。心拍の間隔は呼吸による揺らぎの影響を受けます。心拍は吸気時には速くなり、呼気時には遅くなります。若年者ほどこの呼吸の影響を強く受け、心電図上脈の不整と判断されます。②高電位差も若年者に多いように思います。肥満者（中年太り）が少なく、筋肉質で胸壁が薄いため、心臓と胸部の電極間の距離が短くなり、相対的に電位が大きく記録されるためと考えています。③設問では必ずしも典型的ではありませんが、早期再分極パタンを示しています。早期再分極とJ波は突然死のリスクといわれていますが、健常な若年者にも一定の頻度で確認される所見です。

　心電図から具体的な年齢を知ることはできませんが、おおよそ若年者ではないかと推測できる場合があると考えています。

　ちなみに、設問の患者さんは18歳の男性でした。

まず、目につく所見があります。

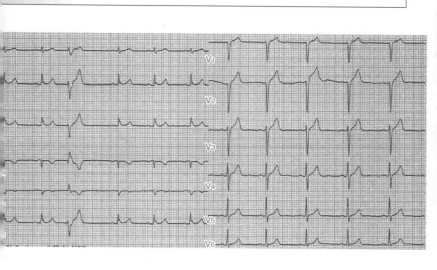

脈不整のタイミングと QRS 幅に注目

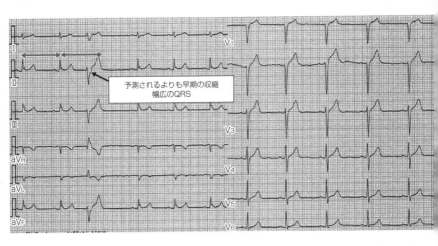

予測されるよりも早期の収縮
幅広のQRS

予測されるよりも早期の収縮（期外収縮）を認めます。しかも、QRS
幅は広いため、

所見 1：心室期外収縮

と、診断されます。

単純な心室期外収縮のように見えますが、心室期外収縮を評価する
際には気をつけたいことがあります。

心室期外収縮を見たら念頭に置くべきこと

　心室期外収縮はそれ自体のみでは、突然死につながる重篤なものではありません。

　しかし、突然死につながるようなハイリスクの心室期外収縮はしっかり見極めたいところです。

　ハイリスクな心室期外収縮は、①多源性、②連発、③頻発、④R on Tですので、これらの所見の有無はきっちり評価しましょう。

　また、心室期外収縮を生じる基礎疾患や背景に潜む病態にも、注意を払うように心がけます。

　心筋の虚血や炎症などの他に、電解質異常、QT延長症候群、ブルガダ症候群、J波症候群などにも意識を向けたいところです。

心室期外収縮はハイリスクか？

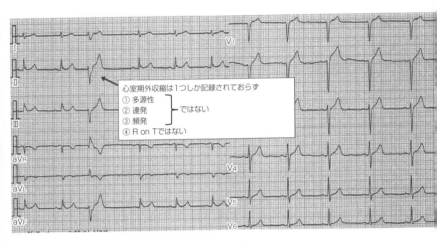

心室期外収縮は1つしか記録されておらず
① 多源性
② 連発 ┐
③ 頻発 ┘ ではない
④ R on Tではない

　心室期外収縮は1つしか記録されておらず、しかもR on Tではないため、

所見2：ハイリスクな心室期外収縮ではない

と、評価されます。

　次に、背景の病態に気をつけますが……。

J 波に注目

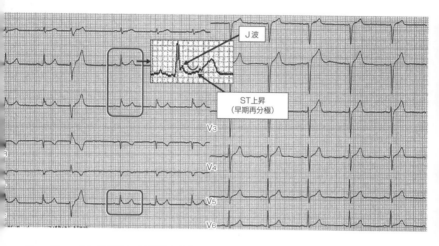

Ⅱ・Ⅲ・aVf 誘導に早期再分極による上向きに凹の ST 上昇と、QRS 波の下行脚と T 波の接合部（J 点）に陽性の結節として J 波を認めます。

所見 3 ： J 波症候群

　J 波と突然死の関連が注目され、J 波症候群とよばれています（MEMO 参照）。

J 波症候群

*

　J 波を伴う早期再分極例の心電図がブルガダ症候群の V1、V2 の再分極パタンに類似していることや、致死的不整脈を合併することが報告されてから、J 波症候群という疾患概念が提唱されてきました。特に下壁誘導に J 波が認められる際にそのリスクが大きいなど、さまざまな知見が得られています。

　しかし、設問の症例がただちに突然死のリスクが高い症例と判断することはできません。むしろ多くの症例では、J 波は必ずしも突然死につながる重篤な心電図所見とは考えられていません。原因不明の失神や心臓突然死の家族歴など周辺の状況証拠を丹念に検討して、総合的に判断する必要があります。

　ハイリスクな患者さんの同定は重要ですが、そうでない患者さんには「無用な不安を与えないこと」も重要な視点と考えます。

目につく所見がいくつかありますので、じっくり見る必要があります。

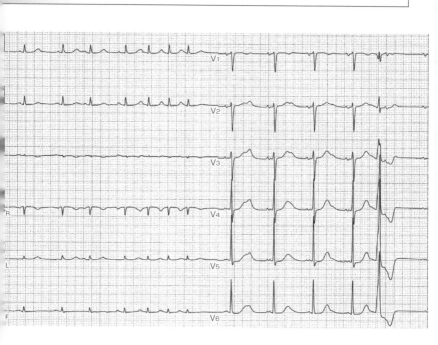

脈不整のタイミングと QRS 幅に注目

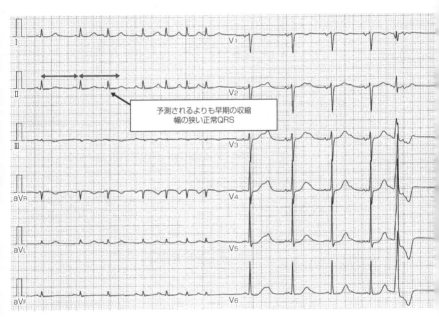

予測されるよりも早期の収縮
幅の狭い正常QRS

予測されるよりも早期の収縮（期外収縮）を認め、しかも、QRS 幅は狭く、正常パタンです。

所見 1：上室期外収縮

しかも、この期外収縮は……。

脈不整の頻度に注目

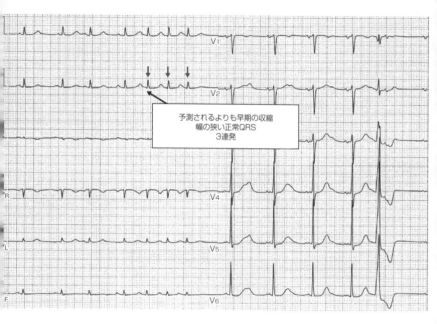

予測されるよりも早期の収縮
幅の狭い正常QRS
3連発

しかも、連発しており、ここでは3連発を認めます

所見2：上室期外収縮の3連発

さらに、他の誘導にも期外収縮はあるようですが……。

脈不整のタイミングと QRS 幅に注目

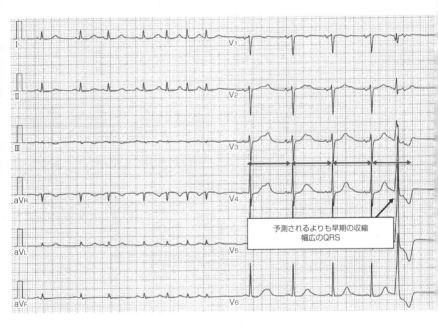

予測されるよりも早期の収縮
幅広のQRS

予測されるよりも早期の収縮（期外収縮）を認め、しかも、QRS 幅は広いので、

所見3：心室期外収縮

と診断されます。

さらに、心室期外収縮を見たときには……。

心室期外収縮を見ればそのリスクにも注目

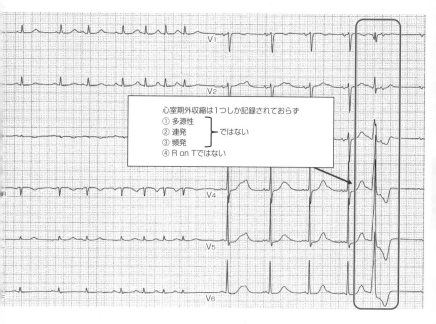

心室期外収縮は1つしか記録されておらず
① 多源性
② 連発　　ではない
③ 頻発
④ R on Tではない

　心室期外収縮は 1 つしか記録されておらず、しかも R on T ではないため、

所見 4：ハイリスクな心室期外収縮ではない

と、評価されます。

　次に注目すべき点は……。

心室期外収縮を見れば背景の病態にも注目

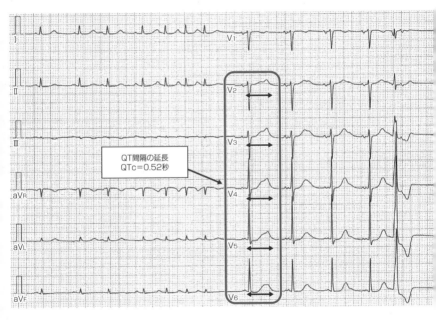

心室期外収縮の背景の病態を考慮してQT間隔に着目すると、胸部誘導で明らかなように延長を認めます。

所見5：QT延長

この症例は個別の所見から多くのことを示唆してくれます（MEMO参照）。

多彩な所見を見たときには、基本に戻ってP波から順に評価を

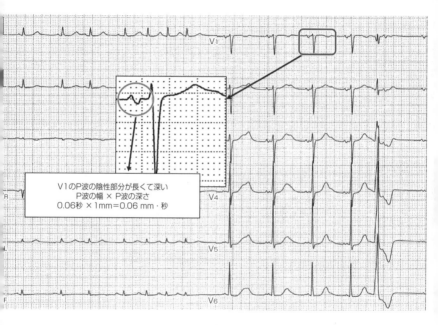

V1のP波の陰性部分が長くて深い
P波の幅 × P波の深さ
0.06秒 ×1mm＝0.06 mm・秒

V1 誘導は心房に最も近いため、心房からの情報を多く伝えてくれます。

左房の負荷の程度は V1 誘導の P 波の幅×P 波の深さにより評価し、0.04 mm・秒以上あれば左房拡大と判定します。

上記記録では 0.06 mm・秒あり、

所見6：左房拡大（MEMO 参照）

さらに順にみていくと……。

さらに QRS に注目すると

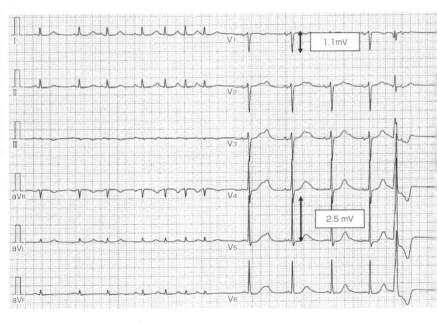

SV₁ は 1.1 mV、RV₅ は 2.5 mV、したがって、$SV_1 + RV_5 = 3.6$ mV となり、

所見 7：高電位差

多彩な所見を見たときには、基本に戻って見落としがないように判読できる姿勢を身につけたいですね。

左房拡大

*

　V1誘導は心房に最も近く、胸部誘導で唯一躯幹の右側に位置します。また、左房の興奮は右房の興奮より遅れることから、左房の興奮はV1誘導ではP波の後半部分の陰性の波としてとらえられます。そこで、後半の陰性成分が前半の陽性成分に比して不釣合いに大きい場合には、左房への負荷所見と考えて左房拡大を疑い、P terminal force（Morris index）を評価します。

　P terminal forceは、V1誘導のP波の幅×P波の深さで表され、0.04 mm・秒以上あれば左房拡大と判定します。

　左房への負荷は僧帽弁狭窄症や逆流症、および左室の拡張末期圧が上昇する大動脈弁狭窄症や高血圧などで認められます。左房拡大により心房細動を呈することがあり、高血圧が心房細動の原因となるのもそのためです。

　設問の心電図では上室期外収縮の連発を認めていますが、これは心房細動へ移行する前兆ではないか？　ストレインパタンは明瞭ではないものの、この高電位差は高血圧の反映ではないか？　高血圧とQT延長を考えると低K血症を来す原発性アルドステロン症も念頭に置くべきか？　などなど、心電図の読影も個別の所見から病態にまで踏みこんで、想像たくましく（？）してみると、判読も楽しいものです。

目につく所見だけに心を奪われないように。

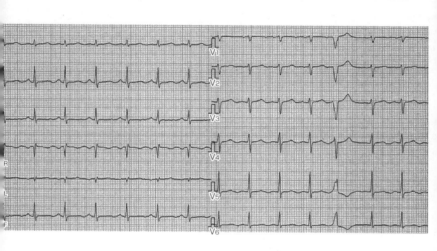

まず、記録条件を確認する

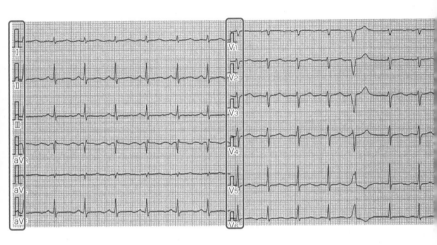

　　いろいろな所見が目につくところですが、心電図が記録された条件
を確認することが基本の基本です。

　　胸部誘導の較正波に注目すると、

所見 1：較正波が通常の 1/2（5 mm が 1 mV）

として、記録されています。

　　記録条件を確認してから、判読に必要な情報収集に取りかかります。

脈不整のタイミングと QRS 幅に注目

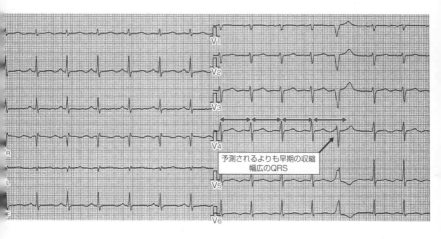

予測されるよりも早期の収縮
幅広のQRS

予測されるよりも早期の収縮（期外収縮）を認め、しかも、QRS 幅は広く

所見 2：心室期外収縮

心室期外収縮を見たときには、さらに情報を収集して注目すべくことがあります……。

心室期外収縮を見ればそのリスクにも注目

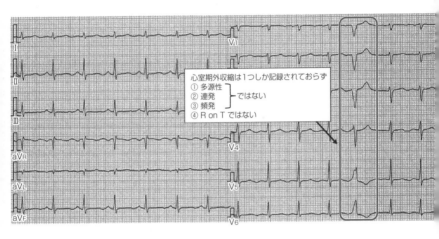

心室期外収縮は1つしか記録されておらず
① 多源性
② 連発 ─ではない
③ 頻発
④ R on T ではない

　　心室期外収縮は1つしか記録されておらず、しかもR on Tではない
ため、

所見4：ハイリスクな心室期外収縮ではない

と評価されますが、次に注目すべき点は……。

心室期外収縮自体はハイリスクではないが、QT 間隔が延長

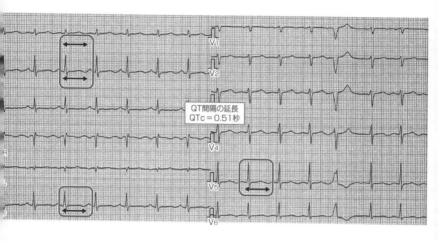

QT間隔の延長
QTc＝0.51秒

心室期外収縮の基礎疾患を考えてみると、QTc＝0.51 秒

所見 3：QT 間隔の延長

　記録された心室期外収縮だけではハイリスクとはいえないかもしれませんが、QT 間隔が著明に延長しており、R on T には、注意しなければなりません。この QT 延長は T 波が平坦な形で延長するタイプで、低 K 血症を疑う必要があります。

　ちなみに本症例の K の値は 3.0 mEq/L でした。

私の好きなもの2
読書

　本を読むということは、単なる情報収集や教養を高めるための手段なだけでなく、純粋にとても楽しいことです。しかし大量の本を読破することは、それなりの出費につながるとともに、何よりも居住空間を占拠することが欠点でした。京都への転居後は、スペースの問題から従来のペースで本を買い続けることは止めてほしいと釘を刺されていましたので、やむなく、近くの公立図書館を覗いてみました。ここでは、館内の蔵書はもとより、他の図書館が所蔵している資料もスマホから予約して借りることができてたいへん便利なことがわかりました。

　以後、図書館を利用し始めると、書籍代の軽減とスペースの占拠を防げること以外に、多くのメリットに気づかされました。まず、借用した本には貸出期限があるため、購入した本にありがちな「積ん読」がなくなりました。新聞や雑誌の書評欄を見て、面白そうな本を立ち読み感覚で予約できる点も便利です。書店の店頭からは消え去った雑誌のバックナンバーにも簡単にアクセスできる点もたいへん助かっています。

　読書中は愛犬をかまってやることはできず、犬のほうも大人しくしています。ただ、読み終えて、本を閉じる「パタン」という音がすると、すたすたと小走りに近寄ってくる仕種は何とも言えず、面白いものです。

救急室での心電図記録です。
いろいろな所見が目につきます。

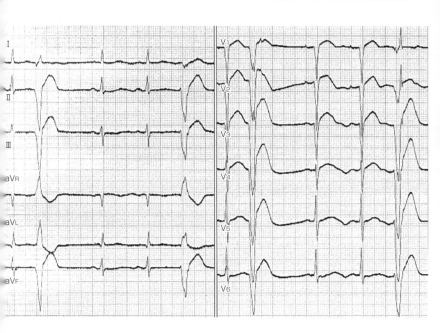

脈不整のタイミングと QRS 幅に注目

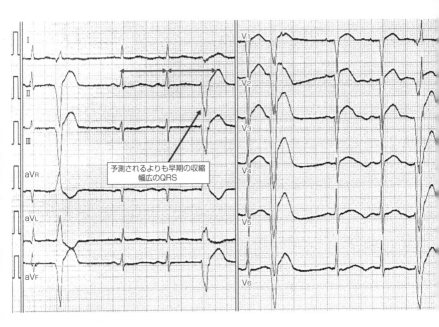

予測されるよりも早期の収縮
幅広のQRS

予測されるよりも早期の収縮（期外収縮）を認めます。しかも、QRS
幅は広いので、

所見 1：心室期外収縮

と、診断されます。

ここで、じっくりと腰を据えて期外収縮に注目すると。

ハイリスクな心室期外収縮では？

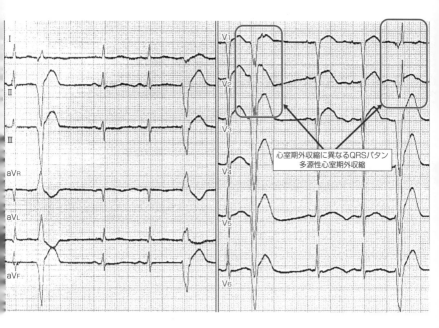

心室期外収縮に異なるQRSパタン
多源性心室期外収縮

　胸部誘導で記録された心室期外収縮をよく見ると、V1・V2誘導では明らかにパタンが異なります。しかし、期外収縮のV3〜V6誘導のQRSはよく似た形をしています。本当に、多源性としてよいものか、少し慎重に考えてみましょう。

所見2：多源性心室期外収縮の疑い

疑診を確診に変えるための次のステップは？

多源性かどうかは他の誘導でも評価してみる

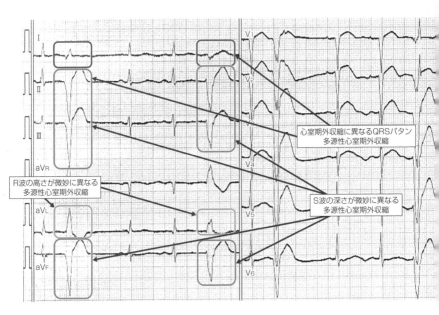

心室期外収縮に異なるQRSパタン
多源性心室期外収縮

R波の高さが微妙に異なる
多源性心室期外収縮

S波の深さが微妙に異なる
多源性心室期外収縮

さらに肢誘導で記録された心室期外収縮をよく見ると、I誘導では明らかにパタンが異なります。さらに、肢誘導の期外収縮をよく見ると、II・III・aVF では微妙に S 波の深さが異なり、aVL の R 波の高さが違います。

胸部誘導でも肢誘導でも、異なる QRS パタンが確認されたのですから、ここは……、

所見 2′：多源性心室期外収縮（確診）

と、考えられます。

なお、多源性ではありますが、期外収縮の形が似ていることから、その起源は近接しているものと考えられます。

思考を停止せず、さらに情報収集に努めます。

心室期外収縮のリスクとしての ST 部分の変化を見逃さない

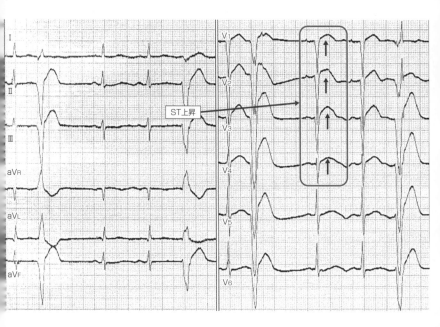

ST上昇

　心室期外収縮の基礎病態を検討すると、V1〜V4誘導にSTの上昇を認めます。

　貫壁性の虚血を考え、誘導の部位から、

所見３：急性心筋梗塞（前壁中隔）

と、考えられます。

　これは、非常に重要な所見ですが、さらに追加の情報収集に努めます。

心室期外収縮のハイリスク因子は 1 つとは
限らない

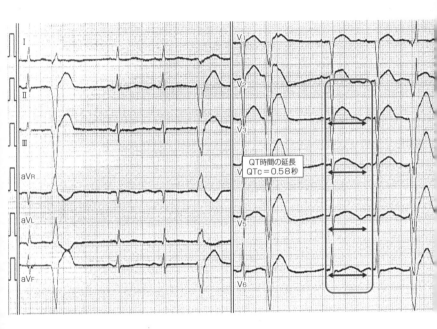

QT時間の延長
QTc = 0.58秒

　心筋梗塞急性期には心筋の活動電位持続時間が延長し、体表面の心電図では QT
延長が生じます。
　そこで、このことを念頭に置きながら QT 間隔に着目すると、QTc は 0.58 秒と
延長を認め、

所見 4：QT 間隔の延長

が確認できます。

　本症例は、急性の前壁中隔梗塞で QT 延長を伴い、しかも多源性の心室期外収縮
を認めるという重症例であることがわかります。

第 **14** 問

片隅に何やら所見らしいものがありますが、その前に。

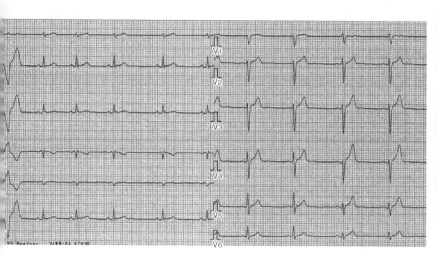

まず、記録条件を確認する

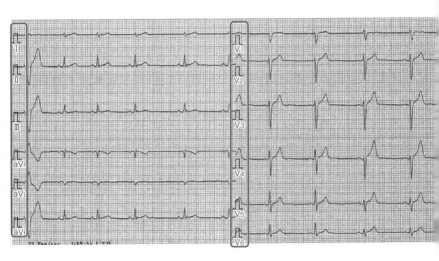

心電図が記録された条件を確認することが基本の基本です。較正波に注目すると、

所見 1：較正波が通常の 1/2（5 mm が 1 mV）

として、記録されています。

記録条件を確認してから、判読に必要な情報収集に取りかかります。

幅の広い QRS をどう評価する？

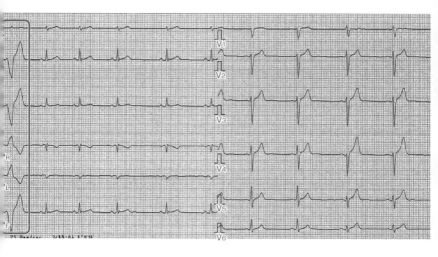

　幅広の QRS を認めますが、先行する心拍の記録がないため、基本調律から予測されるよりも早期の収縮である期外収縮かどうかは確診できません。しかし、幅広の QRS ですので、とりあえず心室由来という視点から、

所見 2：心室期外収縮の疑い

としておき、これ以上の情報がないため確定診断は先送りして、さらなる情報収集を行います。

基本調律を評価すると

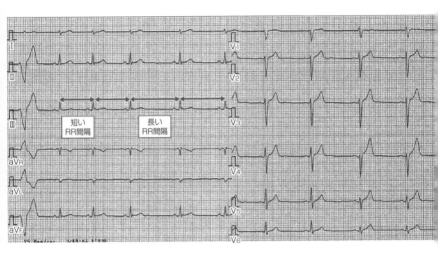

短い
RR間隔

長い
RR間隔

　幅広の QRS を心室期外収縮か確診するためには、基本調律から予測されるよりも早期の収縮か否かを見極める必要があります。

　そこで、基本調律を肢誘導で見てみると、洞調律と考えられますが、RR 間隔が一定ではなく、

所見3：洞性不整脈

を、新たな所見として評価しました。

　さて、さらに判読を進めていきますが、心室期外収縮を見たら念頭に置くべきことがありました。

J 波に注目

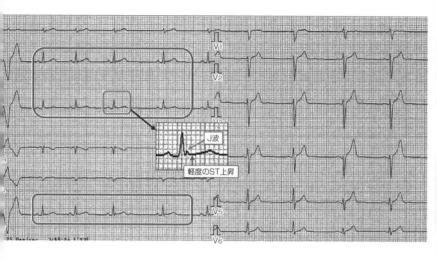

J波

軽度のST上昇

　心室期外収縮（確定診断できていません）では、ハイリスクな心室期外収縮かどうか、また、心室期外収縮を生じる基礎疾患の有無にも、注意を払うように心がけます。

　Ⅱ・Ⅲ・aVF誘導には早期再分極によると思われる軽度なST上昇とともに、J波を認めます。

所見4：J波症候群

　これだけでは、終わりません。さらなる情報収集を行います。

見落としのない判読を心がけると

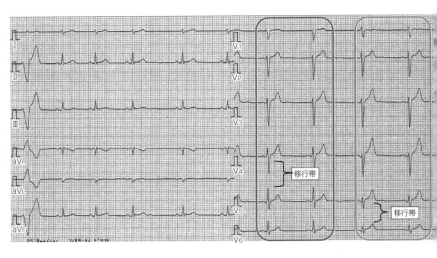

移行帯

移行帯

　見落としのない判読を心がけるうえで、移行帯の評価は欠かせません。
　胸部誘導の1・2拍目の移行帯はV4とV5の間と評価できますが、3・4拍目では V5とV6の間になります。さらによく見ると、1・2拍目では明らかでないV1 のR波が、3・4拍目のV1では明らかです。また、3・4拍目のV4～V6誘導のR 波は1・2拍目のR波に比べて減高しており、これが移行帯の違いに影響していま す。
　呼吸による胸壁の動きによって体表面の電極と心臓の位置関係が変わるときに、 胸部誘導のR波高に変化を認めることがあります。この時、肢誘導のR波高には 変化を認めません。

所見5：一定しない移行帯（胸部誘導のR波高の変動の可能性）

　さて、懸案の幅広のQRSの正体に決着をつけたいところです。
　この記録だけでは何ともいえないので、不整脈を認めたときには心電図を再検 するか誘導を絞って長時間記録することが鉄則です。
　実際、担当した検査技師はⅡ誘導を長めに記録していてくれました。

記録された幅広の QRS を
どう評価しますか？

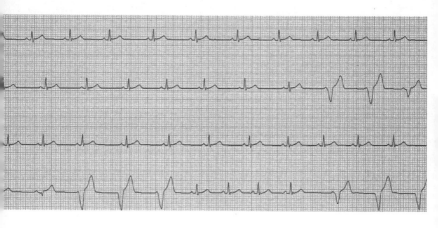

幅広の QRS の出現のタイミングは？

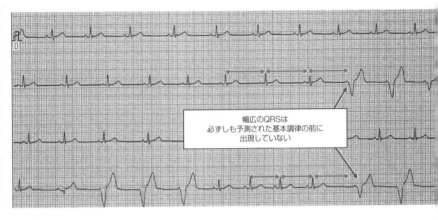

幅広のQRSは
必ずしも予測された基本調律の前に
出現していない

　幅広の QRS は心室由来と考えられますが、必ずしも基本調律から予測されるよりも早期に出現しておらず、「期外収縮」の診断はできません。

所見 1 修正：心室期外収縮の疑いは否定的

　期外収縮ではありませんが、不整脈は心室を起源とすると考えてよいでしょうか？

幅広の QRS の微妙な形の違いに注目

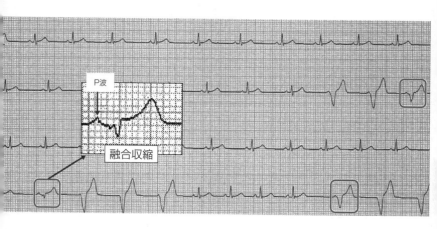

P波

融合収縮

　心室起源の収縮と基本の洞調律との収縮が、極めて近いタイミングで発生すると、両者の QRS 波形が融合した中間的な波形を呈することがあり、融合収縮とよびます。

　これは、幅広 QRS が心室起源であることの有力な証拠です。

所見 6：融合収縮（MEMO 参照）

　設問のように、中間的な形をした QRS の前に P 波を認めれば、融合収縮として診断してほぼ間違いありません。

　この不整脈は心室由来として間違いなさそうですが、次に着目する点はどこでしょう。

幅広の QRS の出現頻度は？

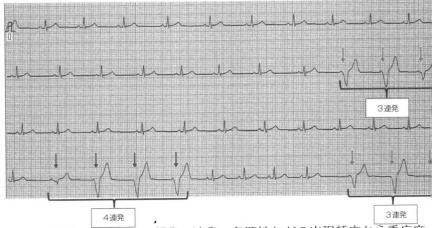

不整脈の判読には、頻発、連発、多源性などの出現頻度から重症度を評価します。

では、この頻回に連発を繰り返している状況を心室頻拍と診断して問題ないでしょうか？

幅広の QRS の心拍数は？

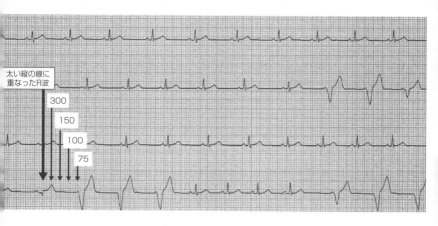

太い縦の線に
重なったR波

300

150

100

75

　心室起源の心拍記録が頻回に連発していますが、300 の法則から心拍数は 75 拍/分と 100 以下であり、頻拍とは診断できません。しかし、本来の心室筋の自動能は 40 拍/分前後のため、それよりも頻脈傾向にあるという意味で、このような病態を頻脈性心室固有調律と表現します。これで懸案の幅広の QRS は、

所見 7：頻脈性心室固有調律（MEMO 参照）

であることがわかりました。

　頻脈性心室固有調律は心室頻拍とは異なり、良性の不整脈です。

再び、心電図から年齢がわかる？

「第9問の心電図を判読しながら、患者さんは若い人だなと感じました〜」、とはすでに書いたところです。そこでは、若年者に特徴的な所見として、①洞性（呼吸性）不整脈、②高電位差、③早期再分極とJ波、を記載しましたが、もう1つ付け加えると、④胸部誘導の呼吸性のR波高の増減があり、これは胸壁の薄い若年者では呼吸による胸壁の運動の影響が心電図記録に反映されやすくなるためでしょう。

設問の心電図では、明らかな高電位差は認めませんが（較正が1/2であることを考慮しても）、それ以外の所見はそろっているため、若年者と判断してもよさそうです。ちなみに、この心電図は19歳の男性の記録でした。

繰り返しますが、心電図から具体的な年齢を知ることはできません。しかし、ある程度は推測できる場合もあると考えています。患者さんに「年齢からすると心電図はお若いですね」などと、コミュニケーションの手段とすることもできそうです。

頻脈性心室固有調律と融合収縮

*

心室頻拍（ventricular tachycardia：VT）は、心室起源の心拍が 101 拍/分以上の心拍数で連続する病態で、致死的不整脈として知られています。一方、頻拍の定義を満たさない心拍数の心室調律を頻脈性心室固有調律（accelerated idioventricular rhythm：AIVR）とよぶことはすでに述べた通りです。プルキンエ線維がその起源と考えられており、通常は一過性に終わる良性の不整脈で、血行動態異常がなく、特に症状を伴わない場合には積極的な治療の対象にはなりません。

心拍数の遅い心室頻拍という意味で slow VT とよばれることもありますが、slow な tachycardia という表現が、必ずしもしっくりこない印象があります。

また、融合収縮は心房の電気的興奮と心室の電気的興奮が独立して生じていることの反映ですから、心室頻拍や副収縮時にも認められます。頻脈性心室固有調律ではその開始時と終了時に融合収縮が認められることが多いといわれており、設問もその通りになっています。

まず、目につく所見があります。

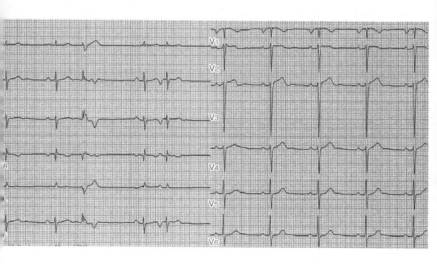

脈不整のタイミングと QRS 幅に注目

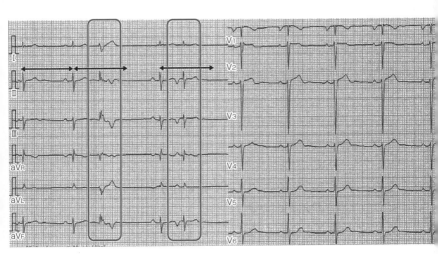

　肢誘導には予測されるよりも早期の収縮（期外収縮）を 2 つ（2 種類）認めます。

所見 1：期外収縮

　しかし、これらの期外収縮は QRS の形が違います。

　慣れてくると一瞥で鑑別できるため、ほぼ同時に判読は終えるところでしょう。どちらのほうからより詳細な評価を加えるかは微妙な問題です。

　強いて言えば、私ならリスクの低いほうから決着をつけて、そうでないほうはじっくりと腰を据えて評価しようと考えます（もちろん、見落としがなければ、順番にはこだわりません）。

まずは QRS 幅の狭い期外収縮に注目

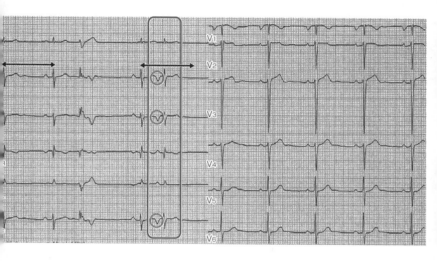

　そこで、まず QRS 幅が狭く正常な期外収縮を予測される期外収縮から見ていきましょう。

　これは、上室由来の期外収縮として問題なさそうです。

所見 1'：上室期外収縮

　なお、この期外収縮に陰性 P 波が先行しており、これも上室期外収縮の根拠を強固にしています。

　では、その次に注目する所見は……。

次いで QRS 幅の広い期外収縮に注目

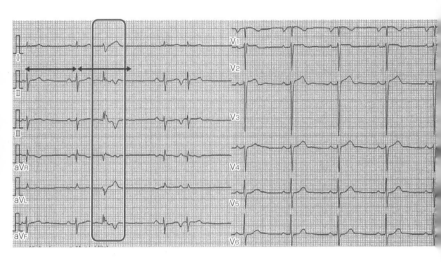

　　QRS 幅が広い期外収縮は、心室由来と考えて、

所見２：心室期外収縮

と診断されます。

　　しかし、ここで情報収集を打ち切ってはいけません。次に注意すべきところは……。

心室期外収縮はハイリスクか？

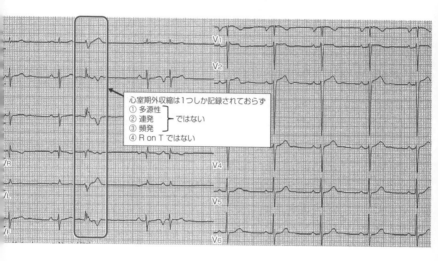

心室期外収縮は1つしか記録されておらず
① 多源性
② 連発　　┐ではない
③ 頻発　　┘
④ R on T ではない

　心室期外収縮は1つしか記録されておらず、しかも R on T ではないため、

所見3：ハイリスクな心室期外収縮ではない

とまで評価しておきましょう。

　さて、さらに情報収集を続けると……。

多彩な所見を見たときには、基本に戻ってP波から順に評価を

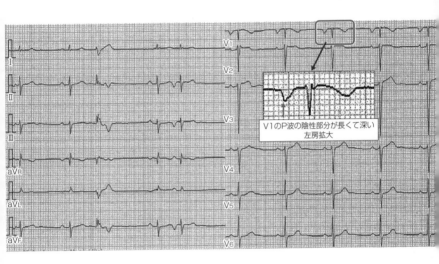

V1のP波の陰性部分が長くて深い
左房拡大

　脈の不整以外にも、気づくべき所見があります。基本に戻って見ていくと、V1 のP 波の陰性部分が長くて深いこと（P terminal force は0.12 mm・秒と増大）に気づきます。このことから、

所見4：左房拡大

の所見は明らかです。

　この所見が、上室・心室の期外収縮にどこまで関連するものかはわかりませんが、何らかの影響も否定できないと考えます。

目につく所見がいくつかありますが、じっくり考える必要があります。

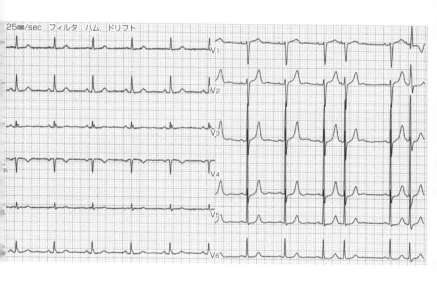

25mm/sec フィルタ：ハム，ドリフト

脈不整のタイミングと QRS 幅に注目

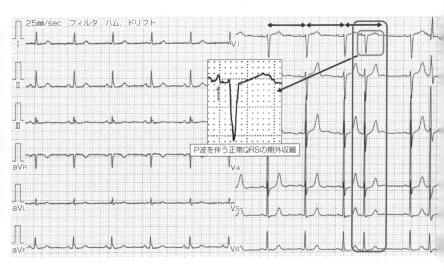

25mm/sec　フィルタ：ハム，ドリフト

P波を伴う正常QRSの期外収縮

　予測されるよりも早期の収縮（期外収縮）を認めますが、QRS 幅の正常なものと広いものがあります。

　わかりやすい QRS 幅の正常なほうから考えていきます。これには、先行する P 波を伴うことから、

<u>所見 1：上室期外収縮</u>

は、まず明らかです。
　次に……。

やはり、脈不整のタイミングと QRS 幅に注目しますが……

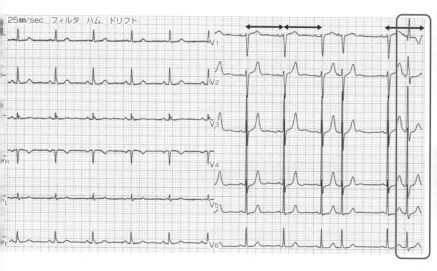

予測されるよりも早期の収縮（期外収縮）を認め、しかも、QRS 幅は広いので、

所見２：心室期外収縮？

として、よろしいでしょうか？

単純な心室期外収縮のように見えますが、気をつけたいことがあります。

QRS 幅の広い期外収縮

　QRS 幅の広い期外収縮は、通常、心室期外収縮を考えます。しかし、上室期外収縮に変行伝導を伴った場合にもその QRS 幅は広くなります。

　したがって変行伝導を伴った上室期外収縮と、心室期外収縮の鑑別は押さえておきたいポイントです。

　一般的に上室期外収縮の変行伝導では、①右脚ブロックパタンをとることが多く、②時に先行する P 波を伴いますが、③2 段脈にはなりにくく、④連結期（期外収縮直前の正常波形と期外収縮の間隔）も一定しない、といわれています。

　ただし、③・④に関しては必ずしも普遍的ではないので、「幅の広いQRS を呈した期外収縮が右脚ブロックパタンであれば、変行伝導した上室期外収縮を念頭に置いて」、「先行する P 波を探して」判読するという姿勢が重要かと考えます。

QRS 幅の広い期外収縮が
右脚ブロックパタン！

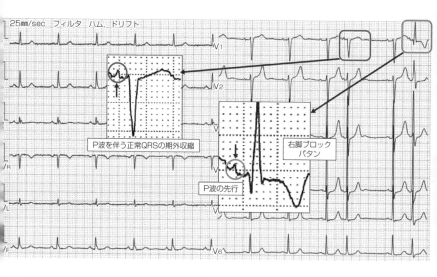

25mm/sec　フィルタ：ハム、ドリフト

P波を伴う正常QRSの期外収縮

P波の先行

右脚ブロック
パタン

　QRS 幅の広い期外収縮が右脚ブロックパタンのときには、上室期外収縮の変行伝導の可能性があります。しかも、この QRS 幅の広い期外収縮にも P 波が先行しており、さらにこの P 波は先に上室期外収縮と判読した心拍に先行した P 波と形がよく似ています。

所見 2'：上室期外収縮の変行伝導

　幅の広い QRS の期外収縮には、上室期外収縮の変行伝導と心室期外収縮があり、特に右脚ブロックパタンを呈するときには両者の鑑別に注意してください。

参考 正常伝導から変行伝導への転換点

　下記の心電図は、別の日に記録したモニタ心電図です。

　期外収縮にはすべてP波を認めており、基本的には上室期外収縮の2段脈ですが、変行伝導と正常伝導が混在しています。

　よくみると、洞性P波と正常伝導の上室期外収縮のP波の間隔は14.0 mmですが、変行伝導のそれとは13.5 mmとわずかに短縮しています。この差が心室の不応期に関連して正常伝導と変行伝導の表現型の差になっていると推察されます。

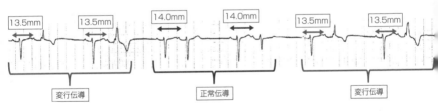

　ちなみに本問の洞性P波と正常伝導の上室期外収縮のP波の間隔は14.0 mmですが、変行伝導のそれとは13.0 mmと、参考図よりもわずかですが、さらに短縮しています。

さほど所見は多くないような不整脈に見えますが。

25㎜/sec　フィルタ：ハム，筋電，ドリフト

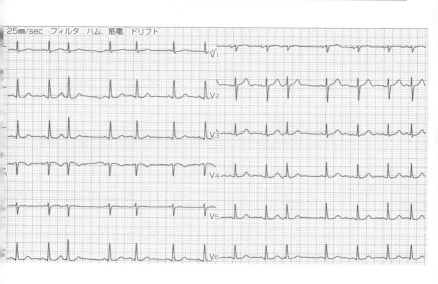

基本調律を確認する 1：洞由来の P 波の確認

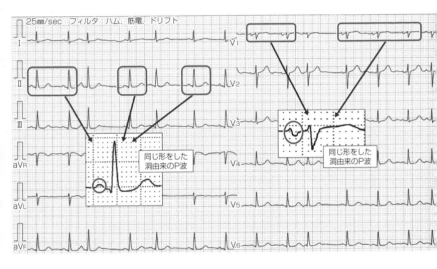

同じ形をした
洞由来のP波

同じ形をした
洞由来のP波

　脈の不整が強いので基本調律がなかなかわかりません。基本調律は
洞性 P 波とそれに続く QRS がないと確認ができません。

　そこで、同じ形をして不整のない心拍の P 波を確認して、洞性 P 波
を同定します。

　濃赤ワクで囲んだ心拍が同じ形で、洞由来の P 波と思われます。

基本調律を確認する２：RR 間隔の確認

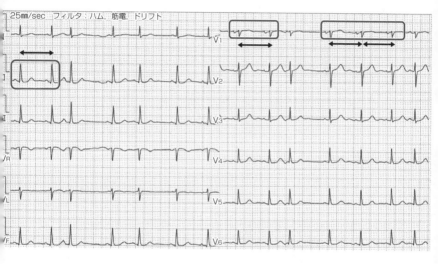

　先に確認した洞性 P 波が連続する記録では、RR 間隔は等しく、これが基本調律である洞調律と考えられます。

基本調律を確認する：QRS 間隔の確認

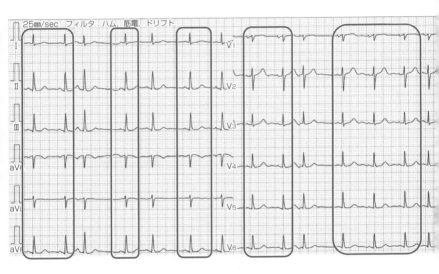

したがって、濃赤ワクで囲んだ部分が基本調律の心拍と考えられます。

不整心拍の形と出現のタイミングに注目

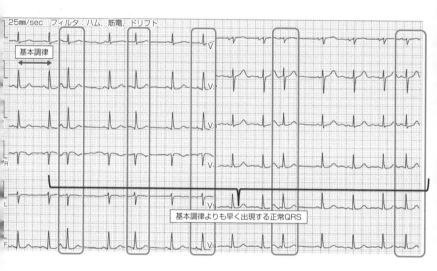

25mm/sec　フィルタ：ハム，筋電，ドリフト

基本調律

基本調律よりも早く出現する正常QRS

　基本調律を確認することで、不整な心拍の確認が可能になります。
ここでは、予測されるよりも早期の収縮（期外収縮）を認め、しかも、
QRS 幅は正常なので、薄赤ワクで囲んだ心拍はすべて

所見 1：上室期外収縮

と、診断されます。

　しかし、それだけではありません。

P 波の形に注目（肢誘導）

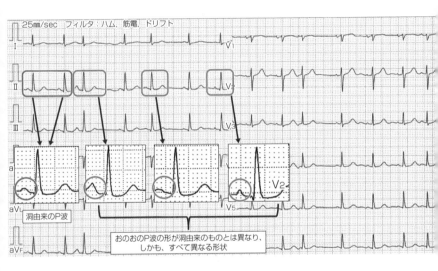

25mm/sec　フィルタ：ハム，筋電，ドリフト

洞由来のP波

おのおのP波の形が洞由来のものとは異なり、
しかも、すべて異なる形状

　　肢誘導の3種類の上室期外収縮には先行するP波が認められますが、
その先行するP波はいずれも洞由来のものとは異なり、しかもすべて
異なるパタンです。

所見2：多源性上室期外収縮

と、診断されますが、肢誘導だけの確認では不十分です。

P 波の形に注目（胸部誘導）

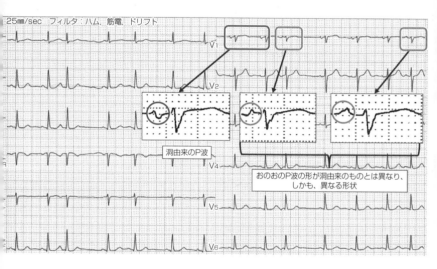

25mm/sec　フィルタ：ハム，筋電，ドリフト

V1

V2

洞由来のP波

おのおののP波の形が洞由来のものとは異なり、
しかも、異なる形状

V4

V5

V6

　胸部誘導においても、その先行する P 波はいずれも洞由来のものと
は異なり、しかも 2 つは異なるパタンです。

所見 2：多源性上室期外収縮

と、肢誘導だけでなく胸部誘導でも先述の所見が確認され、診断根拠
をより強固なものとしました。

　さらに、見落としやすい所見ですが……。

期外収縮を挟む QRS に注目して休止期を確認

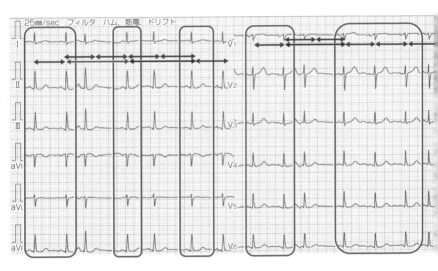

25mm/sec　フィルタ：ハム，筋電，ドリフト

　これらの上室期外収縮を挟む正常洞調律の RR 間隔（赤矢印）は、基本調律（黒矢印）の2倍になっていることに気づきます。

　これは、これらの期外収縮が代償性休止期を伴うことを意味します（MEMO 参照）。

所見 2'：代償性休止期を伴う多源性上室期外収縮

少し難しかったかもしれません。

上室期外収縮の代償性休止期と
非代償性休止期

*

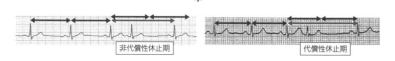

非代償性休止期　　　　　　　　　代償性休止期

　上室期外収縮の異所性起源の P 波が洞結節に進入して、洞調律をリセットすると、期外収縮を挟む RR 間隔（厳密には PP 間隔）は本来の RR 周期の 2 倍よりも短くなり、このときの休止期を非代償性休止期とよびます（左図）。

　異所性起源の P 波が洞結節をリセットしない場合には、期外収縮を挟む RR 間隔は本来の RR 間隔の 2 倍になり、このときの休止期を代償性休止期とよびます（右図）。

まず気づく所見は何でしょう？

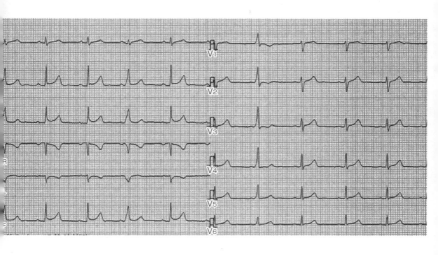

まず、記録条件を確認する

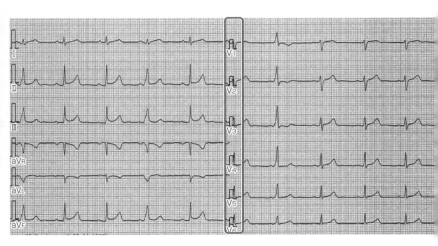

　いろいろな所見が目につくところですが、心電図が記録された条件を確認することが基本の基本です。

　較正波に注目すると、

所見1：較正波が通常の1/2（5mmが1mV）

として、記録されています。

　記録条件を確認してから、判読に必要な情報収集に取りかかります。

幅広 QRS に注目

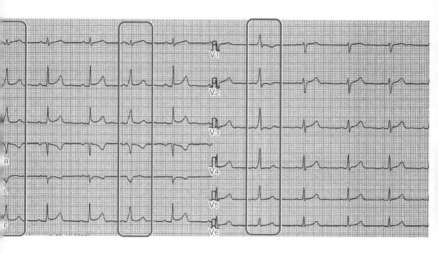

　最初に目につくところは、幅の広い QRS でしょうか。肢誘導にも胸
部誘導にも記録されています。

所見 2 : 幅の広い QRS

　この正体に近づくには、どこに注目しますか？

これは期外収縮？

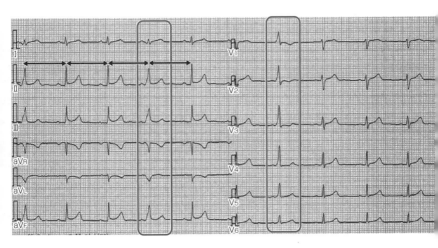

　幅の広い QRS で最も頻度が高く遭遇する所見は、心室期外収縮でしょう。

　しかし、本心電図は基本調律からはずれて記録されているわけではありません。

所見 2'：心室期外収縮は否定

　それでは、次はどこに注目しましょう？

P 波に着目

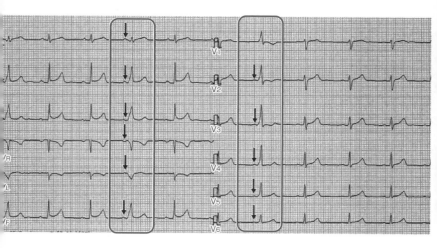

　幅の広い QRS には、すべて先行する P 波が認められます。では、変行伝導を伴う上室期外収縮でしょうか？

　いえいえ、基本調律からはずれていないので、期外収縮ではありえません。

所見 2''：変行伝導を伴う上室期外収縮は否定

　それでは、どう考えればいいでしょうか？
　基本に戻って、P からアルファベット順に見ていくと……。

P 波・PR 間隔と QRS に着目

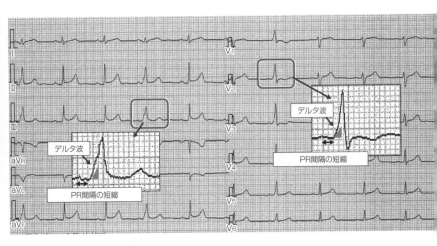

期外収縮ではない正常調律の中で、正常 P 波と、PR 間隔の短縮と、Δ（デルタ）波を認めています。

所見 3：WPW 症候群（間歇性）

正常 QRS 波形幅の広い QRS 波形が混在する間歇性 WPW 症候群であったため、判読が難しくなったかもしれません。むしろ、洞調律で幅の広い QRS が連続していたほうが、判読は容易であった可能性もあります。

いずれにせよ、波形が幅の広い QRS を認めたときには、P 波との関係に注意してみましょう。

第**19**問

どうしても目につく所見が
ありますが。

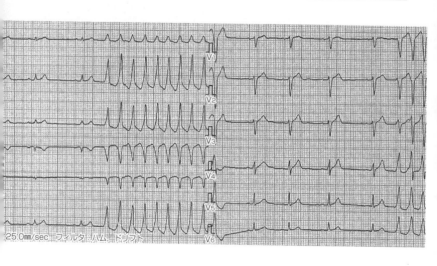

25.0mm/sec　フィルタ：ハム，ドリフト

まず、記録条件を確認する

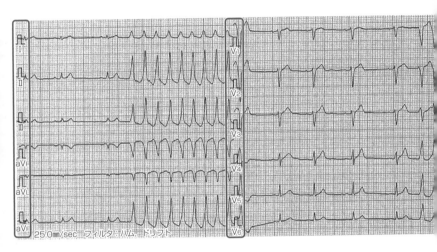

25.0mm/sec フィルタ：ハム・ドリフト

　はでな所見が目につくところですが、心電図が記録された条件を確認することが重要です。

　較正波に注目すると、

所見1：較正波が通常の1/2（5mmが1mV）

として、記録されています。

　記録条件を確認してから、判読に必要な情報収集に取りかかります。

QRS 幅の広い頻拍が突然に発症

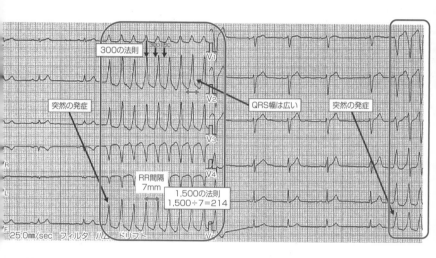

著明な頻拍が突然発症（300 の法則では心拍数が 150〜300 拍/分前後、1,500 の法則では 214 拍/分）し、しかも QRS 幅は広く、心室由来の不整脈と考えると、

所見2：発作性心室頻拍

と、診断できます。

　ここまでの所見が取れると日常臨床としては十分ですが、もう少し情報を整理してみます。

　着目するポイントは、電気軸と脚ブロックパタンです。理由は……。

心室頻拍で電気軸と脚ブロックパタンを意識するワケは

　頻拍波形の電気軸と脚ブロックパタンに着目することで、心室頻拍の発生起源が推測できます。

　左軸偏位であれば、電気的興奮は下壁から心基部に向かって伝播するため心尖部起源、逆に右軸偏位であれば、流出路（心室基部）起源が推測されます。

　ただし、必ずしも典型的な軸偏位をとらないこともあり、左軸偏位傾向の上方軸、右軸偏位傾向の下方軸という表現もあるので注意が必要です（MEMO参照）。

　また、右脚ブロックパタンであれば左室から興奮が始まるので左室起源、逆に左脚ブロックパタンであれば右室起源であることがわかります。

　頻拍の起源を知ることで、予後の推測や治療方針の決定に役立つことがあります。

　ここまで意識を巡らせることができれば、日常臨床を越えて、心電図のプロフェッショナルの域へ1歩踏み出したといえるでしょう。

電気軸と脚ブロックパタンに注目

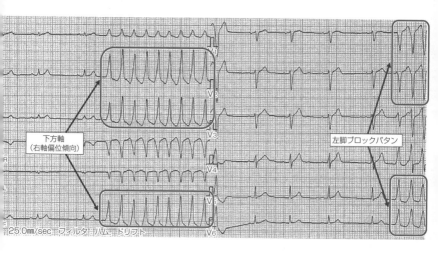

下方軸
(右軸偏位傾向)

左脚ブロックパタン

25.0mm/sec フィルタ：パム ドリフト

　頻拍波形のⅡ・Ⅲ・aVF誘導のR波は波高が高く、下方軸を呈して
います。

　また、胸部誘導はV1・V2誘導がQSパタン、V5・V6誘導はR波の
電位が高い左脚ブロックパタンです。

所見2：頻拍波形は下方軸で左脚ブロックパタン

　不整脈の起源は右室基部で、右室流出路起源の心室頻拍の可能性が
高いと考えます。

右室流出路起源の特発性心室頻拍の特徴

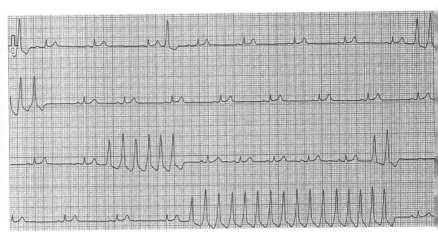

　このタイプの特発性心室頻拍の特徴は、運動（カテコールアミン）により誘発されます。非持続性で、反復して頻拍発作を起こすこともあります。

　上図は設問と同じ患者さんの別の日の心電図の第Ⅱ誘導の記録で、ショートランを繰り返していることがわかります。

上方軸と下方軸

＊

　頻拍波形の、①電気軸、②脚ブロックパタン、に着目することで、心室頻拍の発生起源が推測できること、上方軸・下方軸という表現があることはすでに述べました。

　簡単に言えば、Ⅱ・Ⅲ・aVF誘導のR波が陰性であれば上方軸、陽性であれば下方軸とよびます。

　Ⅰ・aVF誘導がいずれも陽性であると、右軸・左軸偏位には当たりませんが、Ⅰ誘導のR波高に比べて、Ⅱ・Ⅲ・aVF誘導のR波高が高ければ右軸偏位の傾向になります。このとき、電気的興奮は心基部を起源に心尖部（下壁）に向かって伝播するため、下方軸とよびます。

　一方、Ⅱ・Ⅲ・aVF誘導のR波が陰性の左軸偏位傾向にあれば、電気的興奮は心尖部（下部）を起源に心基部に向かうため、上方軸とよびます。

重要度 ★★★★

慌ててしまう前に、
所見をきっちり評価しましょう。

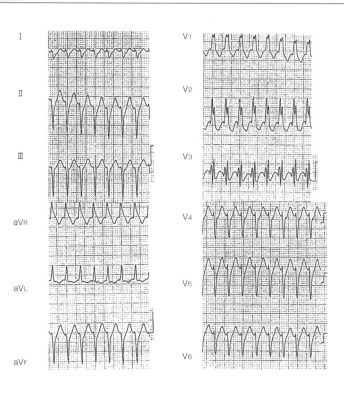

まず、記録条件を確認する

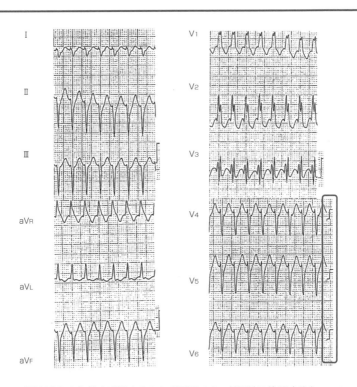

　心電図が記録された条件を確認することが重要です。較正波に注目すると、

所見1：較正波が通常の1/2（5mmが1mV）

として、記録されています。3チャンネルの記録ですので、つい見落としがちになりますが、気をつけましょう。

　記録条件を確認してから、判読に必要な情報収集に取りかかります。

QRS 幅と心拍数に着目

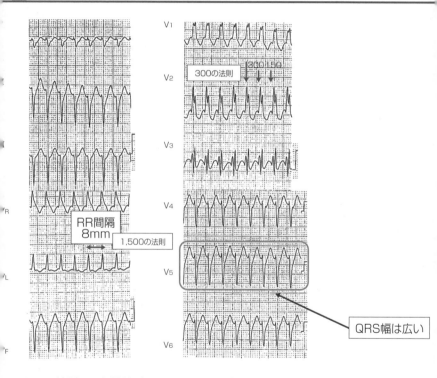

V1

V2 300の法則 | 300 150

V3

V4

RR間隔 8mm

1,500の法則

V5

QRS幅は広い

V6

　300 の法則では心拍数が 150〜300 拍/分前後の、1,500 の法則（1,500÷8）では 188 拍/分の頻拍で、しかも QRS 幅は広いため、心室由来の不整脈と考えると、

所見2：心室頻拍

と診断されますが、もう少し情報を整理してみましょう。

電気軸と脚ブロックパタンに注目

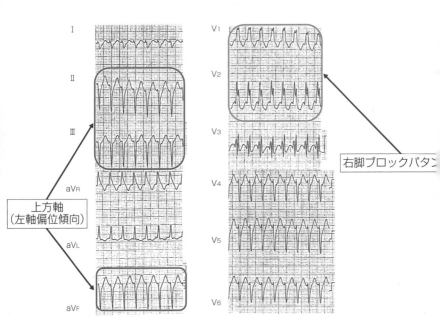

頻拍波形のⅡ・Ⅲ・aVF誘導のR波はすべて陰性で上方軸を呈しています。

胸部誘導ではV1・V2誘導が電位の高いR波の右脚ブロックパタンです。

所見2：頻拍波形は上方軸で右脚ブロックパタン

心室頻拍の起源は左室心尖部と推定されます。

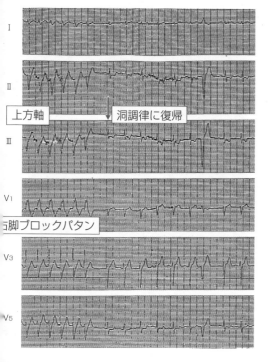

右脚ブロック・上方軸パタンの心室頻拍は、ベラパミル（商品名、ワソラン®）により頻拍発作が停止することが多いため、ベラパミル感受性心室頻拍ともよばれています。

図は設問とは別の患者さんの心室頻拍の心電図（6誘導を選択）です。頻拍発作の停止目的として、ベラパミル5mgの静脈内投与後に記録されたもので、右脚ブロック・上方軸パタンの心室頻拍の停止の瞬間をとらえています。

また、左脚ブロック・下方軸パタンの心室頻拍の停止には、ATPやβ遮断薬が有用であるなど、心室頻拍のタイプによっては停止薬が明らかになっているものもあります。

したがって、適切な治療薬を選択する意味でも、心室頻拍を認めたときには脚ブロックパタンと電気軸には注目すべきです。

135

私の好きなもの 3
落語

　高校生のときには部活（？）の一環として、「上方落語を聞く会」に所属していました。先般も当時の仲間と大阪の動楽亭で落語を楽しみ、その後に一献傾けて旧交を温めたところです。

　上方落語の発祥の地は大阪ではなく、京都の誓願寺というお寺のようです。法主の安楽庵策伝上人が、親しみやすくわかりやすいように「お説教」に笑いの要素を取り入れてお話になり、それらの話を集めた『醒睡笑』が後に落語のネタ本になったとされています。実際、京都では落語会が数多く開催され、しかも、「〜ホール」や「〜会館」といった建物だけでなく、神社や寺院および教会といった意外な所でも開催されており、しばしば立ち寄っています。中でも、大正時代創業の鰻の老舗Kで毎月開催されている寄席では、うな丼（きんし丼）を食べた後に落語を楽しめるのですが、なんと400回近くも続いています。

　元々が大阪人の著者は、京都人に対して少し構えてしまうところもあったのですが、芸能や文化を大切に守り育てるという精神には無条件に敬意を払っています。このような精神は、幕末の騒乱での焼失以来、祇園祭の巡行に参加できずにいた「大船鉾」を150年目に復興させて、後祭りの巡行に復帰させたことにもつながる高邁なものと感じています。

一目で気になる所見だけに
注意が向けられてはいけません。

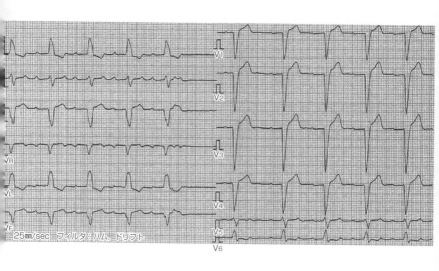

25mm/sec　フィルタ：ハム、ドリフト

まず、記録条件を確認する

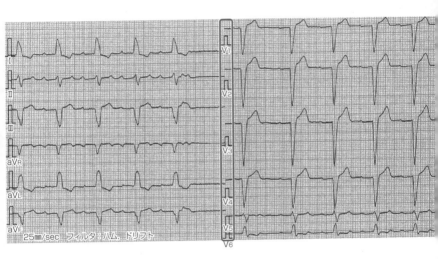

25mm/sec フィルタ：ハム、ドリフト

　気になる所見が目につくところですが、心電図が記録された条件を確認することが第一です。較正波に注目すると、

所見 1：較正波が通常の 1/2（5 mm が 1 mV）

として、記録されています。

　記録条件を確認してから、判読に必要な情報収集にとりかかります。

脚ブロックパタンでは V₁・V₅ 誘導に着目

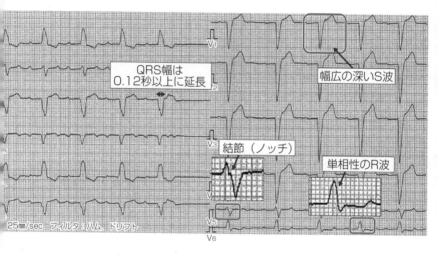

QRS幅は0.12秒以上に延長

幅広の深いS波

結節（ノッチ）

単相性のR波

25mm/sec フィルタ：ハム、ドリフト

　幅の広い QRS が目につきますが、このような脚ブロックパタンの心電図では、V₁・V₅ 誘導に着目します。
　すると、V₁ 誘導には幅が広く深い SV 波を認め、V₅ 誘導には結節のある R 波を認めます。また、V₆ 誘導には単相性の R 波を認め、しかも QRS 幅は 0.12 秒以上に延長しています。

所見 2：完全左脚ブロック

　さほど難しい所見ではなかったようですが、ここで思考を停止してはいけません。

基本に忠実にP波・PR間隔に着目すると

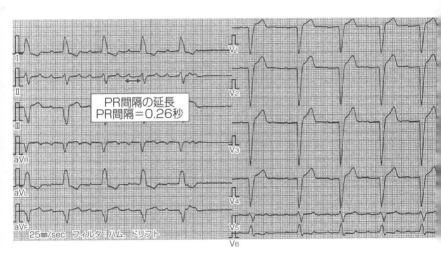

PR間隔の延長
PR間隔＝0.26秒

25mm/sec フィルタ ハム、ドリフト

P波の形は正常ですが、PR間隔が0.26秒（記録紙のマス目の6マス半）と延長しています。

所見3：1度房室ブロック

心室内伝導障害である完全左脚ブロックに、心房から心室への伝導障害である房室ブロックも認めています。

これは、完全房室ブロックへの移行に注意すべき重要な所見です。

さらに気付くべきポイントは……。

脈の不整に気づきましたか？

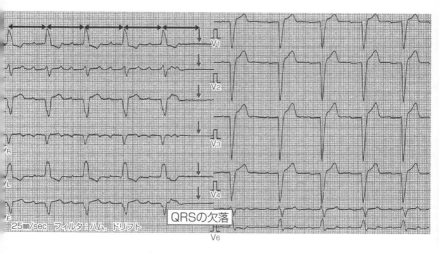

注意して心電図記録を見渡すと、肢誘導には予測されるタイミングで出現すべき QRS が認められません。

所見4：QRS の欠落

では、次のステップとして、欠落した QRS のどこに焦点を当てて情報収集すべきでしょうか？

次ページから詳しく見ていきます。

QRS の欠落を認めれば、まずは P 波を評価

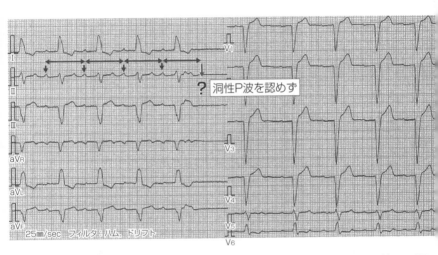

25mm/sec フィルタ：ハム，ドリフト

？ 洞性P波を認めず

　合併していた房室ブロックの影響があっても、欠落した QRS の前には洞調律の P 波は確認できるはずです。

　しかし、本心電図では洞調律の P 波は記録されていません。とすると、洞停止や洞ブロックなどの洞機能不全症候群を考えるべきでしょうか？

所見 4'：洞機能不全症候群の疑い？

　ここで判読を終えてしまっては、プロの見方には程遠いものがあります。

　不整脈の評価では、P 波は必ずしも QRS の直前に先行するとは限りません。そこまで思いをめぐらせて、もう一度じっくりと心電図を見直して、P 波を探してみましょう。

　II・III・aVF 誘導がわかりやすい誘導でしょうか。

隠れた P 波も評価

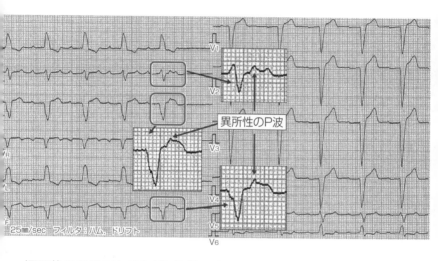

```
25mm/sec フィルタ：ハム、ドリフト
```

異所性のP波

　洞調律の P 波でなければ、P 波によっては T 波の中や QRS の中に埋没していることもあります。

　Ⅱ・Ⅲ・aVF 誘導をよく見ると、T 波の上行脚に P 波が隠れています。これはもちろん異所性の P 波で、この P 波が刺激伝導系を介して心室に伝わっていれば上室期外収縮として認識されたはずです。

所見 4''：非伝導性上室期外収縮（確定）

と、診断されます。異所性 P 波からの心室への刺激は、心室が不応期にあったため伝わらなかったものと考えられます。

参考 非伝導性上室期外収縮のP波

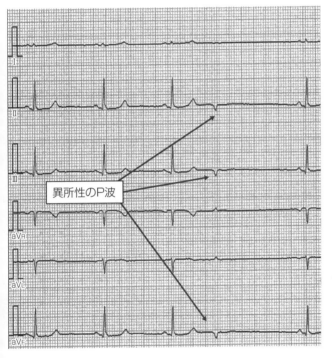

異所性のP波

心室興奮を伴わない上室性期外収縮を blocked PAC (premature atrial contraction) や blocked SVPC (premature supraventricular contraction) とよびますが、あまりよい日本語訳はありません。ここでは非伝導性上室期外収縮と表現しています。

　左図の肢誘導の心電図記録では、異所性のP波が基線上に確認できるため、設問の心電図よりも容易に認識できます。
　しかし、このようなP波であっても、モニター心電図のディスプレイや記録などでは見づらいこともあります。一見すると洞停止のように見えるので注意が必要です。12誘導心電図でP波の有無を確認したり、場合によってはホルター心電図を実施して複数の誘導からP波を評価するなど、工夫してみましょう。

重要度 ★★★

まず、目につく所見は……。

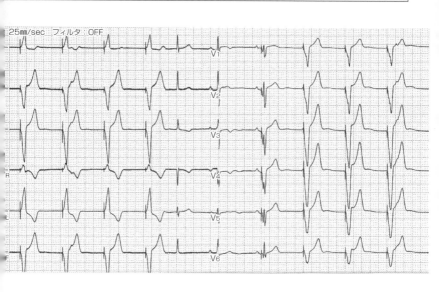

25mm/sec　フィルタ：OFF

脚ブロックパタンに注目

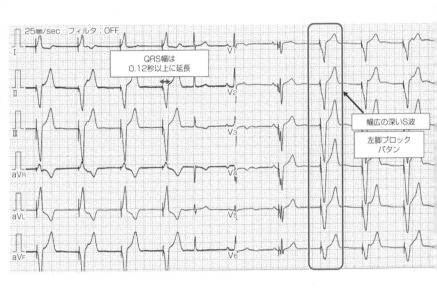

25mm/sec　フィルタ：OFF

QRS幅は
0.12秒以上に延長

幅広の深いS波

左脚ブロック
パタン

まず目につく所見は幅の広い QRS でしょう。

胸部誘導には全体に幅広の深い S 波を認め、QRS 幅も 0.12 秒以上に
延長して

所見1：完全左脚ブロックパタン

を呈しています。

脚ブロックパタン直前のスパイク波に注目

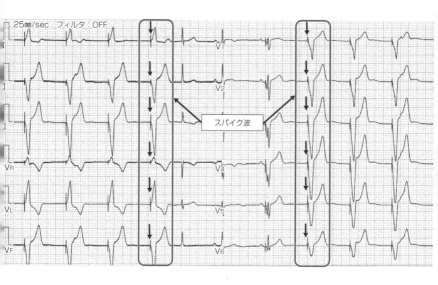

25mm/sec　フィルタ：OFF

V1　V2　V3　VR　VL　VF　V4　V5　V6

スパイク波

　さらに、完全左脚ブロックパタンのQRS直前にスパイク波を認めます。これは、人工ペースメーカによる心電図記録と考えられます。

　また、ペーシングスパイクの後にはすべてQRS波形が認められており、ペーシング不全の徴候もありません。

所見2：人工ペースメーカ心電図（ペーシング不全なし）

参考 完全左脚ブロックパタンとスパイク波

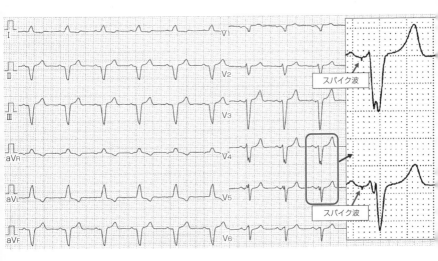

　設問のような心電図記録であれば、完全左脚ブロックパタンとスパイク波は、ほとんど同時に認識できるものと思います。ただ参考図のように、人工ペースメーカのモードなどによっては、肢誘導ではスパイク波がほとんど認識できず、胸部誘導で何とか確認できるようなこともあります。

　したがって、人工ペースメーカ植え込みの有無を評価する手順としては、完全左脚ブロックパタンの心電図を認めたときに、スパイク波を意識して探してみるという順に判読するほうが実際的かと考えます。

設定心拍数に注目

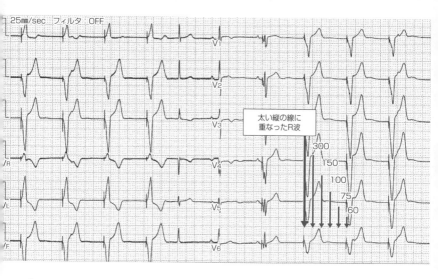

25mm/sec　フィルタ：OFF

太い縦の線に
重なったR波

300
150
100
75
60

　人工ペースメーカの設定された心拍数を確認します。300の法則か
ら心拍数は60拍/分

所見3：設定心拍数60拍/分

　さらに、人工ペースメーカの心電図の判読時には、設定心拍の確認
とともに重要なことがあります（MEMO参照）。ペースメーカリズム以
外の波形にも注意してください。

自己心拍にも注目

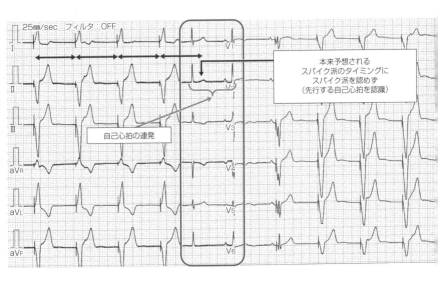

心電図記録には幅の狭い正常の自己心拍を認め、しかも、本来のペーシングリズムである60拍/分よりも早いタイミングで続けて出現しています。これらの自己心拍はペースメーカに認識されており、人工ペースメーカからのスパイク波は抑制されています。

したがって、自己心拍のT波の上にスパイク波が重なるようなspike on Tの状況もなく、センシング（アンダーセンシング）不全はないものと考えられます。

所見4：自己心拍（アンダーセンシング不全なし）

ペースメーカ心電図をみれば、ペースメーカの状態を確認することも重要です（MEMO参照）。

さて、この心電図記録には、まだ所見が残されています。QRSの形に注目してみてください。

ペーシングによる QRS、
自己心拍による QRS、そして……

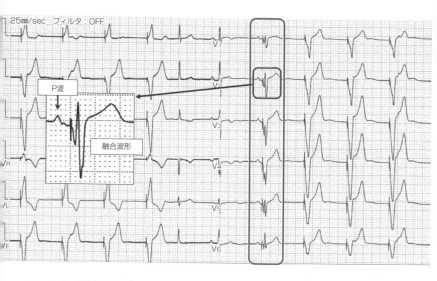

25mm/sec フィルタ：OFF

P波

融合波形

　ペーシング波形と自己心拍とが重なり合った中間的な QRS 波形を認めます。

　これは、先行する P 波とペーシングスパイクを伴うことから、

所見 5：融合収縮

と考えられます。

ペースメーカ不全

*

通常ペースメーカのリードは右室に挿入されます。それにより、左室の電気的興奮は右室より遅れることになるため、人工ペースメーカ心電図の心電図記録は左脚ブロックパタンをとるとともに、特徴的なスパイク波も認めます。

したがって、左脚ブロックパタンにペーシングスパイクを認めたときにはペースメーカ心電図と考えます。

ペースメーカ心電図の判読で重要なことは、ペースメーカの動作異常を見落とさないことです。動作異常には、ペースメーカが電気刺激を発しても心臓が興奮（収縮）しないペーシング不全と、ペースメーカが自己脈を異常認識するセンシング不全があります。所見2ではペーシング不全に、所見4ではセンシング不全に言及しています。

ペーシング不全では、ペースメーカが電気刺激を発してもQRS波が認められません。これは心停止の状況ですので、スパイクの後にQRSが連続しているかどうかを確認します。

センシング不全の一つはアンダーセンシングであり、自己心拍を感知せずにペースメーカと自己心拍が干渉するものです。spike on Tとよばれる状況になると心室細動などを誘発する危険があります

もう一つは筋電図などのノイズを誤って過剰にセンシングしてしまうオーバーセンシングです。これが持続した状況では心停止に至る懸念があります。

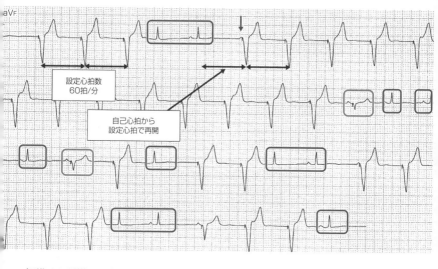

設定心拍数
60拍/分

自己心拍から
設定心拍で再開

標準12誘導の記録だけでは、ペースメーカの作動状況を十分に確認しえないことがあります。

本図はこの患者さんのaVF誘導の長時間の心電図記録ですが、1誘導だけでも長時間記録することで多くの情報を得られます。

基本はペーシング調律です。設定心拍数が60拍/分なので1秒以上自己心拍が出現しなければ、赤矢印のようなペーシング波形が認められ、また、自己心拍によりペーシングのタイミングがリセットされています。自己心拍（濃赤ワク）も融合収縮（薄赤ワク）も散見し、自己心拍とペーシングリズムとの干渉もありません。

記録されている範囲では、ノイズを感知してペーシングを中止してしまうようなオーバーセンシングも認められません。ペースメーカは正常に作動していると判断してよいでしょう。

私の好きなもの 4
将棋

　すでに幼稚園のときには将棋のルールを覚えて、一生懸命指していたようです。この時期に然るべき指導者に巡りあえていれば、「ひふみん」以来の中学生棋士になっていた……とはとても思えませんが、高校生になってからは、『将棋世界』を定期購読し、部活（将棋同好会）にもまじめに取り組んでいました。全国高等学校将棋選手権大会の大阪府予選の団体戦（1チーム3名のトーナメント戦）では、わがチームは全員が有段者で、下馬評も高かったのですが、個人的にはまったくよい所がありませんでした。決勝までは著者が負け続けたものの、チームはすべて2勝1敗で勝ち上がり、決勝は著者が一矢報いたものの1勝2敗で涙を呑むという顛末での準優勝でした。表彰式が終わった後にチームメイトの2人から「今日は、上嶋が居なくても結果は同じ」、「新聞に結果が載る決勝戦だけ勝つとは、悪運の強い奴」と言われ、穴があったら入りたい気分でした。
　その後に勤務した岩手医大では、岩手県勤労者将棋大会に岩手医大チームの助っ人（インフルエンザでの欠場者の代役）として参加し、優勝することができました。個人的には決勝戦で敗れはしましたが、予選リーグでは全勝してポイントゲッターとなり、高校時代の汚名を少しは返上できたかと、嬉しくなったことを今でも覚えています。

重要度 ★★★★

入院中の患者さんが胸痛を訴えた時の心電図記録です。

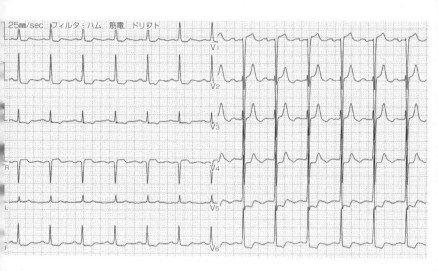

25mm/sec フィルタ：ハム，筋電，ドリフト

V1 V2 V3 V4 V5 V6

胸痛発作時にはまず ST 部分に注目

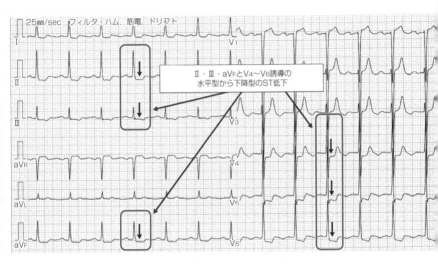

Ⅱ・Ⅲ・aVFとV4〜V6誘導の
水平型から下降型のST低下

　事前に胸痛時の心電図記録とわかっている場合には、心筋虚血の変化に注意します。

　このときに起こりうる虚血性の心電図変化としては、ST 変化に注意してください。ここでは水平型から下降型の ST 低下が見られます。

所見 1：ST 低下（MEMO 参照）

　まずは、ST 低下を見逃さないことが第一です。しかし、その他の所見もおろそかにはできません。

重症虚血のサインを見逃さない！

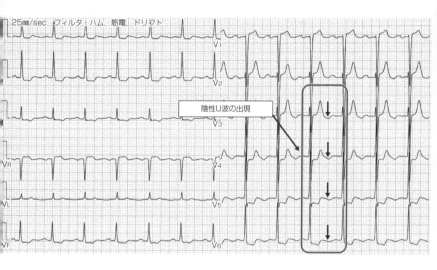

ST 変化以外に心筋虚血を反映する所見に U 波の出現があります。

　非特異的な変化ですが、重症虚血を反映するため常に配慮すべき所見です。

所見 2：陰性 U 波（MEMO 参照）

虚血に由来する他の変化にも気を配ると……。

虚血がもたらす随伴所見も見逃さない！

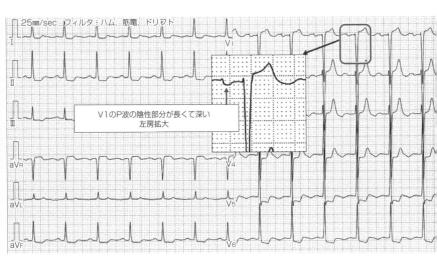

25mm/sec　フィルタ：ハム，筋電，ドリフト

V1のP波の陰性部分が長くて深い
左房拡大

　心筋虚血を反映する直接的な心電図変化ではありませんが、心筋虚血の結果左室拡張末期圧が上昇し、その結果、左房負荷を呈することがあります。

　本心電図では、V1誘導のP波の陰性部分が長くて深いことに気づきます。

所見３：左房拡大

　狭心症などの一過性の虚血では、虚血の軽快とともに心電図変化も軽快していくので、経過を追うことも重要です（次ページ参考を参照）。

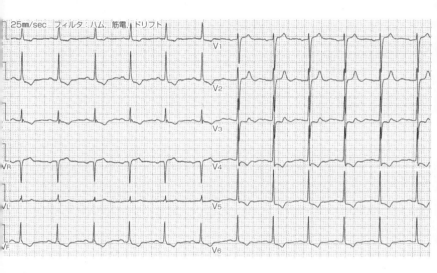

　ニトログリセリンの舌下投与を行い、胸痛が消失した後の10分後の
心電図記録です。

　STの低下所見は引き続き確認され、T波の陰性化を認めますが、陰
性U波や左房拡大の所見は軽快しています。

心筋虚血と心電図変化

*

　虚血性の心電図変化で着目すべき変化は、ST部分の低下と上昇です。心内膜下の非貫壁性の虚血はST低下、貫壁性の虚血はST上昇として記録されます。

　遭遇する頻度は非貫壁性の虚血のほうが高いので、通常はST低下に留意します。このとき、ST低下は冠動脈の責任血管を問わず、Ⅱ・Ⅲ・aVF・V5・V6誘導で認められます。また、STの低下パタンは水平から右斜め下に向かう下降型を示します。

　一方、貫壁性の虚血によるST上昇は責任冠動脈を反映します。ST上昇の虚血では、上昇側と反対側の誘導にST低下を認めることがあり、これを鏡像（ミラーイメージ：mirror image）現象とよぶことがあります。

　心筋虚血の影響がU波の変化として表れることがあります。

　頻度は低く、感度も高いとはいえませんが、V4～V6の胸部誘導への陰性U波の出現は、左前下行枝の中枢側病変を示唆します。重症虚血の反映ですので見落とさないように注意すべきです。

　逆にV2～V3誘導への陽性U波の出現は、後壁の虚血を反映するといわれています。

表1　虚血のパタンとST変化

虚血のパタン	ST変化	STが変化する誘導	その他
非貫壁性	低下	Ⅱ・Ⅲ・aVF・V5・V6が中心	ST低下のパタンは水平型・下降型
貫壁性	上昇	責任血管を反映	鏡像現象としてのST低下を呈することも

表2　U波と心筋虚血

U波	U波を認める誘導	虚血部位	責任血管
陰性	V4～V6	前壁中隔	左前下行枝近位部
陽性	V2・V3	後壁	右冠動脈（左回旋枝）

30分以上続く激烈な胸痛時の心電図記録です。

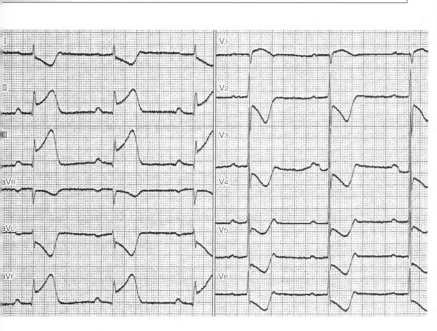

重度の胸痛時の心電図では、
何はともあれ ST 上昇に注目！

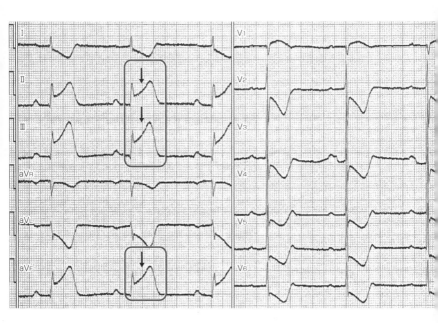

　Ⅱ・Ⅲ・aVF 誘導の著明な ST 上昇に気づいてください。ST 上昇は貫壁性の重症虚血を示すきわめて重要な所見です。

　また、ST 上昇部位の下壁は責任血管を反映することと、Ⅲ誘導の ST 上昇の程度がⅡ誘導のそれよりも大きいことから、右冠動脈の病変を強く疑います。

所見 1：Ⅱ・Ⅲ・aVF 誘導 ST 上昇
（右冠動脈を責任血管とする急性下壁梗塞の疑い）

　胸痛時間も長く、まず心筋梗塞を疑って対応すべきでしょう。

　ただし、ここで満足してしまい、他の重要な所見を見落としてはいけません。

もちろん、ST 低下にも注目！

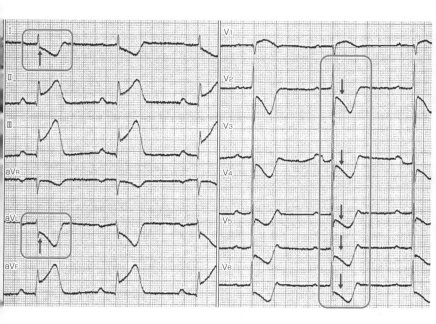

　I・aVL、V2～V6 誘導の著明な ST 低下は嫌でも目につく所見です。
　しかし、この ST 低下は ST 上昇の鏡像関係（MEMO 参照）にあることを示す所見です。

所見 2：I・aVL、V2～V6 誘導の ST 低下
（鏡像現象：後壁の貫壁性虚血の反映）

　すでに、下壁を反映する II・III・aVF 誘導に加えて、後壁虚血の鏡像現象としての ST 低下所見も得ました。
　残された情報はありませんか？

163

急性下壁梗塞では、V1 誘導にも必ず着目！

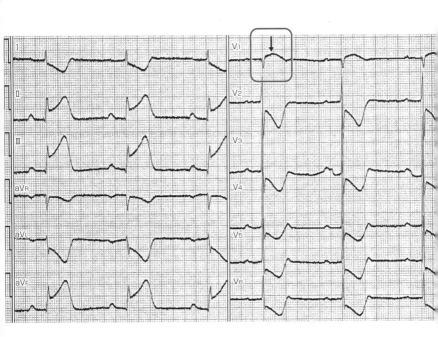

　右冠動脈の中枢側を病変とした下壁梗塞の場合に、右室梗塞を合併し、V3R、V4R、時には V1 といった右側胸部誘導に ST 上昇を認めることがあります。

　これは、右室枝を含む冠動脈病変を示唆する所見とされています。

所見3：V1 誘導の ST 上昇（右室梗塞合併の疑い）

　下壁梗塞の心電図を見た場合には、ルーチンに V3R・V4R を記録すべきとする施設もあります。

　まだまだ、情報収集に努めます。

下壁梗塞では心拍数に注目！

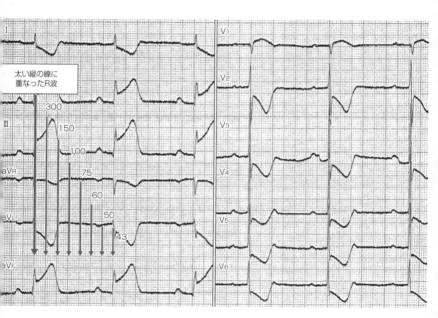

太い縦の線に
重なったR波

300
150
1,00
75
60
50
43

　洞徐脈は急性心筋梗塞の 20％前後に認められ、特に下壁（後壁）梗塞が主になります（MEMO 参照）。
　設問では、300 の法則から 40 前後の徐脈を認めます。

所見 4：洞徐脈

　左回旋枝閉塞による下壁梗塞では洞徐脈は認められないといわれており、洞徐脈を認める下壁梗塞は右冠動脈の病変を考えます。しかも、近位部閉塞のほうが遠位部閉塞に比べてより強度な徐脈を呈します。

　さて、洞徐脈を見れば、さらに注意したい点があります。

下壁梗塞では房室伝導にも注目！

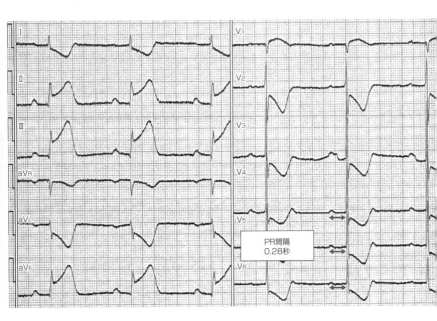

PR間隔
0.28秒

　下壁梗塞では洞徐脈だけでなく、房室ブロックも生じやすくなります。
　これは右冠動脈が房室結節にも血流を供給しているためで、本心電図も PR 間隔の延長を認めます（MEMO 参照）。

所見 5：1 度房室ブロック

　ST 変化以外にも、洞徐脈や房室ブロックを認めることで、右冠動脈が責任血管とする根拠がより強くなってきました。
　ここまで判読できれば、上級の域に達したといえるでしょう。

下壁梗塞と徐脈・房室ブロック

*

　下壁梗塞は下壁が左右の冠動脈のどちらの支配を受けているかで責任血管を異にします。80〜90％は右冠動脈を責任血管としますが、左回旋枝が責任血管となることもあります。右冠動脈の病変ではⅡ誘導よりもⅢ誘導の ST 上昇のほうが大きいとの報告もあります。

　ちなみに、設問の冠動脈造影では、右冠動脈の起始部に閉塞病変を認めました。

　右冠動脈近位部の完全閉塞が起こると、しばしば洞徐脈を呈します。当初、洞結節枝への血流途絶が原因かと考えられていました。しかし、洞結節枝へは左回旋枝からの灌流も大きく、右冠動脈からの血流障害だけで洞徐脈を説明することはできず、今では迷走神経の亢進によるところが大きいと考えられています。

　これに対して、房室結節は右冠動脈の房室結節枝から約90％の灌流を受けているので、左回旋枝病変よりも右冠動脈病変により房室ブロックを生じやすくなります。この房室ブロックは房室結節で生じ、一般的には一過性に経過します。1〜3度房室ブロックすべての房室ブロックを生じえますが、急性下壁心筋梗塞例の 20％に 2 度・3 度の房室ブロックが生じるといわれています。

第25問

胸痛時の心電図記録です。
まず目につくのは……。

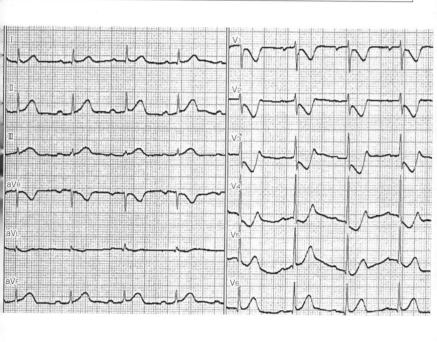

胸痛時に見られる ST 低下が顕著です！

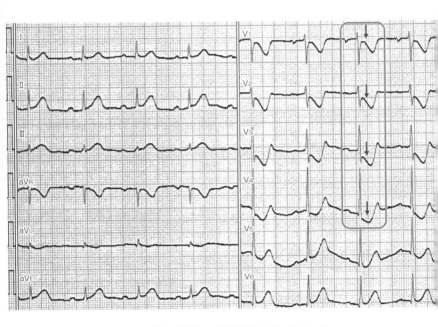

一見して、V1～V4 誘導の著明な ST 低下に気づきます。

所見 1：V1～V4 誘導の ST 低下

しかし、ST 低下は通常、心内膜下虚血の反映で、これは虚血範囲が広いことと、R 波の高い誘導で認められることが多いためと考えられています。したがって、Ⅱ・Ⅲ・aVF、V4～V6 誘導で認められることが多く、V1・V2 誘導で認められることはまれです。ここに気がつけば……。

ST 上昇にも着目！

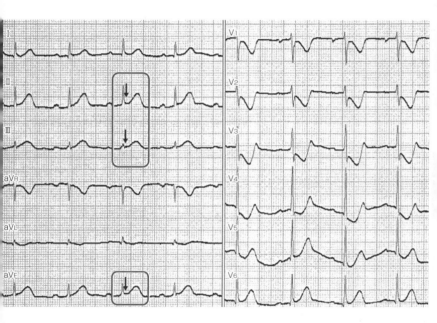

　先の所見１の前壁側のV₁～V₄誘導のST低下は、本来は急性の後壁梗塞の変化であり、後壁側のST上昇の鏡像現象と考えるべきでしょう。

　そこで、対側のⅡ・Ⅲ・aV₆誘導に注目してみます。すると、わずかではありますが、STの上昇を認めます。

所見２：Ⅱ・Ⅲ・aV₆誘導 ST 上昇
(所見１'：V₁～V₄誘導の ST 低下は後壁の貫壁虚血である ST 上昇の鏡像現象)

これは、貫壁性の重症虚血を示す重要な所見で見落としてはいけません。

では、急性後下壁梗塞でさらに注意する点はどこでしょう？

下壁梗塞では心拍数と房室伝導に注目！

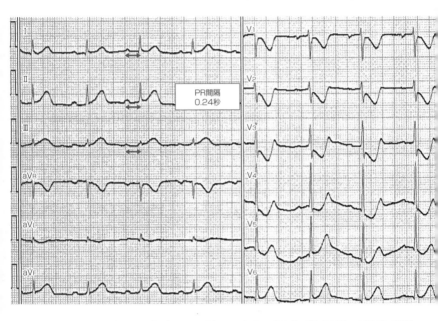

PR間隔
0.24秒

下壁梗塞では洞徐脈と房室ブロックが生じやすくなります（第24問のMEMO参照）。本心電図では洞徐脈は認めませんが、PR間隔の延長を認めます。

所見3：1度房室ブロック

洞徐脈を認めないことと、わずかですが、Ⅲ誘導よりもⅡ誘導のST上昇のほうが大きいことから、左回旋枝の病変を考えたいところです。実際、本症例では左回旋枝の近位部に閉塞を認めました。

さて、他に見落としはありませんか？

基本に忠実な判読を続けると、P波の異常に気づきます

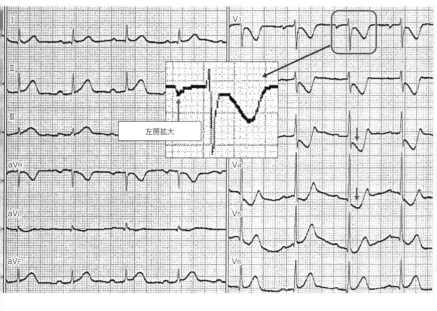

左房拡大

ST偏位のような派手な所見に目を奪われてしまいますが、基本に忠実にP波から順に判読を進めていくと、P terminal force が 0.08 mm・秒と、

所見4：左房拡大

の所見を認めます。

虚血による心機能障害が左室拡張末期圧の上昇から左房にも影響を与えた可能性も考えられます。

参考 本問の亜急性期の心電図

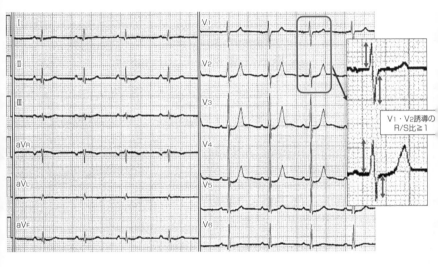

V₁・V₂誘導の
R/S比≧1

　発症10日後の心電図記録です。肢誘導はいくぶん低電位差の傾向に
はありますが、明らかな下壁梗塞や高位側壁梗塞の所見は見いだせま
せん。

　ここで、V₁・V₂誘導に着目すると、いずれもR/S比が1もしくは
1より大きくなっており、胸部誘導で明らかな移行帯を示すことがで
きません。これは通常見かけない所見です。
　この前壁のV₁・V₂誘導の高いR波は、後壁側の貫壁性梗塞の深い
異常Q波を鏡像現象としてとらえた所見です。

胸痛時の心電図記録です。
まず目につくのは……。

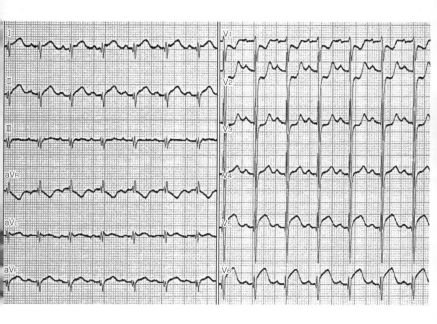

ST 低下が顕著です！

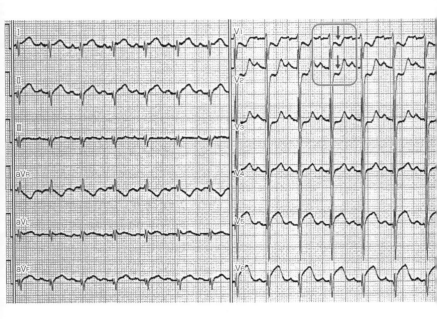

まずは、V1・V2 誘導の著明な ST 低下に気づきます。

所見 1：V1・V2 誘導の ST 低下

このST 低下に注目してしまうことは当然ですが、ST 低下がV1・V2誘導で認められることはまれであることに気づけることが肝要です。なぜ、まれな所見が見られるのでしょうか？

ST 上昇にも着目！

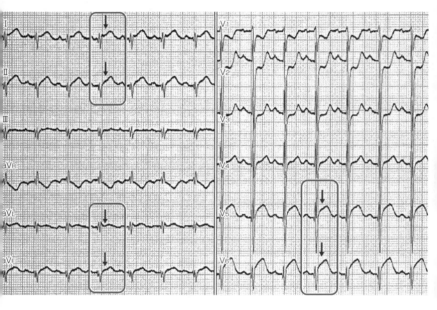

　V1・V2 誘導の ST 低下は、鏡像現象を考えたいところです。

　すると、肢誘導の Ⅰ・Ⅱ・aVL・aVF 誘導に ST 上昇を認め、胸部誘導の V5・V6 誘導にも ST の上昇があることに気づきます。

　この ST 上昇は貫壁性の重症虚血を示す重要な所見です。

所見2：Ⅰ・Ⅱ・aVL・aVF・V5・V6 誘導の ST 上昇
（所見1'：V1・V2 誘導の ST 低下は後壁の貫壁虚血である ST 上昇の鏡像現象）

　Ⅰ・aVL は高位側壁、Ⅱ・aVF は下壁、V5・V6 は側壁の貫壁性虚血を反映するので、これらの領域を灌流する責任血管は左回旋枝と考えられます。

　さて、所見はこれだけでしょうか？

基本に戻って心拍数も確認！

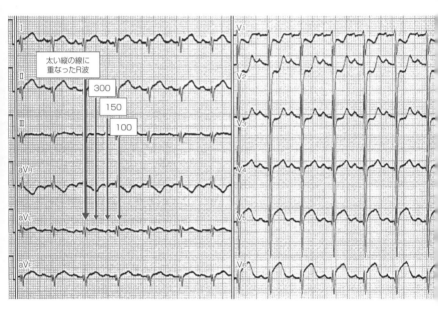

心拍数が100拍/分以上の頻脈であることにも注意してください。

所見3：洞性頻脈

心筋梗塞の急性期では、痛みや不安などから頻脈になる患者さんも
おられます。

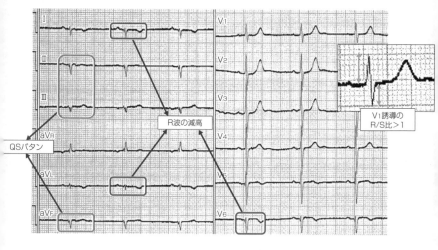

発症後 9 日目の心電図記録です。

　肢誘導の I・aVL と胸部誘導の V6 の R 波が削られたようにみえ、II・III・aVF 誘導も QS パタンのようです。高位側壁、側壁および下壁の亜急性期の心筋梗塞所見として矛盾ないと考えます。

　ここで、V1 誘導に着目すると R/S 比が 1 より大きくなっています。この前壁の V1 誘導の高い R 波は、後壁側の貫壁性梗塞の深い異常 Q 波を鏡像現象としてとらえた所見です。急性期の V1・V2 誘導の ST 低下は、後壁の貫壁性虚血である ST 上昇の鏡像現象でした。

　一般論ですが、標準 12 誘導心電図では、胸部誘導は前〜左側壁のみを記録するだけです。したがって、どうしても後壁や右室側の情報が不足になります。

　純後壁梗塞の急性期には後壁の ST 上昇の鏡像現象として前胸部誘導での ST 低下のみしか主たる変化がないこともあるので、注意が肝要です。

第27問

運動負荷試験が終了して
回復期の記録です。

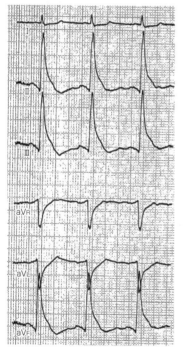

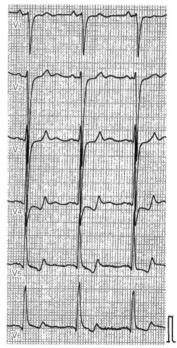

ST 上昇に着目！

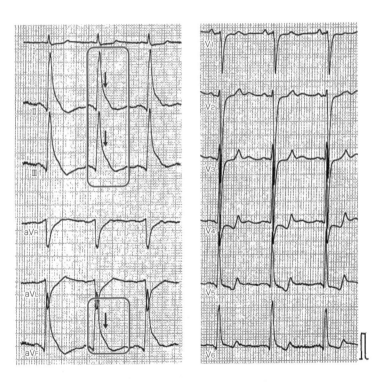

肢誘導の II・III・aVF 誘導に著明な ST 上昇を認めています。

所見 1：II・III・aVF 誘導著明な ST 上昇

運動負荷試験によって誘発された冠攣縮性の狭心発作と考えます。

さて、所見はこれだけでしょうか……。ST 上昇とあわせて評価したい所見は？

ST 低下にも着目！

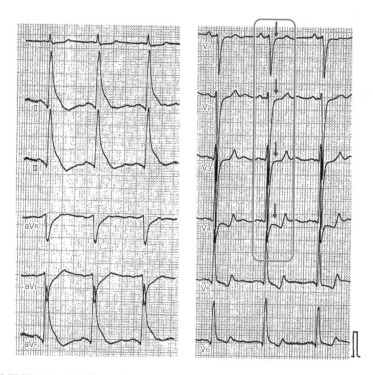

胸部誘導の V1〜V4 誘導に ST 低下を認めています。
　通常は ST 低下を見かけない誘導での変化ですので、後壁側の貫壁性虚血（ST 上昇）を反映した鏡像現象と考えます。

所見 2：V1〜V4 誘導の ST 低下

では、所見はこれだけでしょうか……。虚血所見は ST 偏位以外にも反映されることがあります。

U波の変化にも着目！

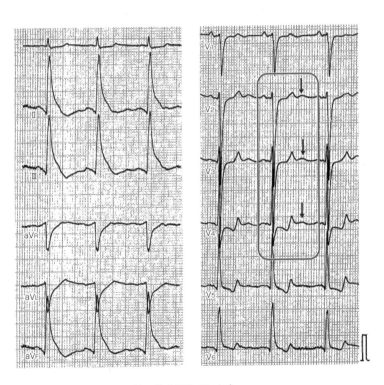

胸部誘導の V₂〜V₄ 誘導に陽性 U 波を認めています。

所見 3：陽性 U 波

　虚血による V₂〜V₃ 誘導への陽性 U 波の新たな出現は、後壁の虚血を反映し、しかも責任血管は近位部の重症病変といわれています。注意深く情報収集したいところです。

第28問

あまり見かけない心電図かもしれません。まず、目につく所見はどれですか。

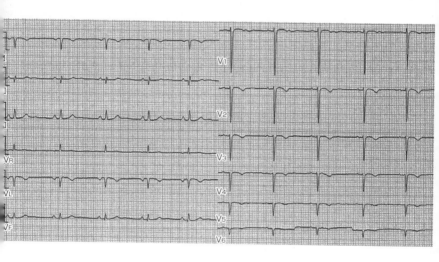

胸部誘導のR波が低くS波が目立ち、移行帯がわからない！

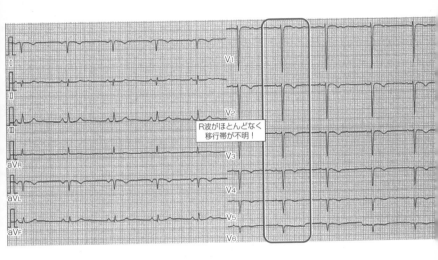

R波がほとんどなく
移行帯が不明！

　多くの方の第1印象は胸部誘導にR波をほとんど認めないことでしょう。通常は、胸部誘導のV1からV6にかけて徐々にR波が高くなり、V3〜V4に移行帯を認めます（MEMO参照）。

　この記録では、前胸部誘導での深いS波が目立ち、その結果、極端な時計回転を示しており、移行帯が同定できません。

所見1：著明な時計回転（MEMO参照）

　胸部誘導にR波をほとんど見ないという心電図では、次にチェックするポイントがあります。

明らかな右軸偏位

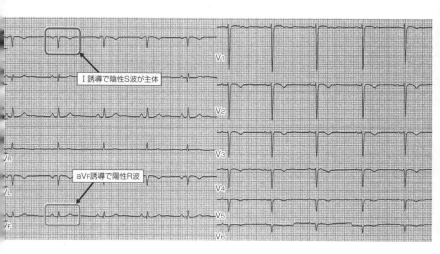

I誘導で陰性S波が主体

aVF誘導で陽性R波

V1
V2
V3
V4
V5
V6

　胸部誘導にR波が乏しくS波が目立つということは、左心系よりも右心系を主体に心電図が記録されている可能性が高く、心臓の位置異常も念頭に置くべきです。

　それを確認するためにも、電気軸をあわせて確認したいところです。

　通常はI・aVF誘導で陽性R波で正常の電気軸を示すのですが、この心電図ではI誘導QRS成分は陰性のS波が主体です。また、aVF誘導では陽性のR波を認め、右軸偏位を呈しています。

所見2：右軸偏位

　移行帯が確認できず、電気軸（肢誘導）に着目した結果、心臓の位置異常が疑われますが、次はどこに注目しますか。

Ⅰ誘導のP波が陰性

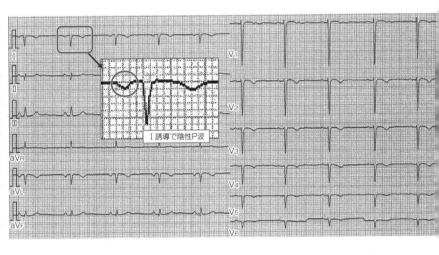

Ⅰ誘導で陰性P波

Ⅰ誘導でR波を認めず、S波のみが記録される原因が心臓の位置異常にあれば、その異常はP波にも反映されます。

通常、Ⅰ誘導ではP波は陽性で、陰性になることはまずありませんが、この記録ではⅠ誘導のP波は陰性です。

所見３：Ⅰ誘導の陰性Ｐ波

右軸偏位で、Ⅰ誘導のP波は陰性ということは、心臓の左右が逆転している右胸心の可能性が考えられます。

すなわち、右胸心の診断には、胸部誘導のR波高（移行帯）・電気軸・Ⅰ誘導のP波を確認することが必須です。

時計回転と反時計回転

*

　心電図の胸部誘導の QRS の成分は、V1〜V2 では S 波が主体で陰性成分が大きくなり、V5〜V6 では R 波が主体で陽性成分が大きくなります。R 波の高さと S 波の深さが同じになり、R/S 比が 1 になるところを移行帯とよび、通常は V3〜V4 辺りが相当します。

　移行帯が V6 側に偏っている場合を時計回転、V1 側に偏っている場合を反時計回転とよびます。これは、心臓を下から見上げたときの移行帯の移動する方向を指しています。

　時計回転を示す疾患には、慢性肺疾患、左室肥大、前壁梗塞などがあり、反時計回転を示す疾患には、右心負荷、後壁心筋梗塞などがあります。

　設問の心電図記録では、V1 から V6 にかけて徐々に S 波は浅くなっていきますが、R/S 比が 1 になる誘導は見いだせず、移行帯は同定できません。

第29問

病棟で胸部不快感を訴えた患者さんの心電図記録です。

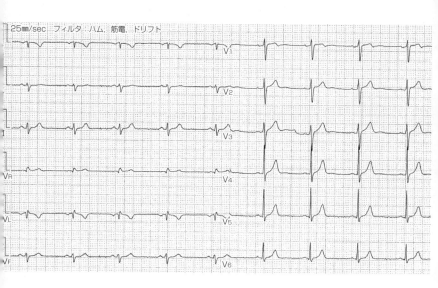

25mm/sec　フィルタ　ハム，筋電，ドリフト

I 誘導で陰性の S 波！
著明な右軸偏位に気づきます

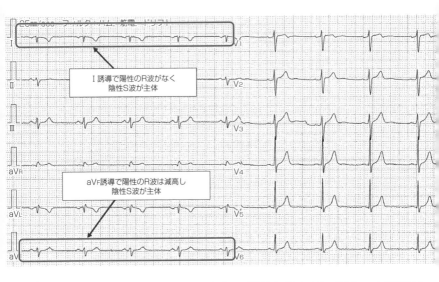

I 誘導で陽性のR波がなく
陰性S波が主体

aVF誘導で陽性のR波は減高し
陰性S波が主体

　胸部不快感の訴えですが、ST 変化や期外収縮などの目立った所見は
なさそうです。
　しかし、基本に忠実に電気軸を確認すると、 I 誘導と aVF 誘導では
QRS 成分は陰性の S 波が主体で、著明な右軸偏位に気づきます。

所見 1：著明な右軸偏位（ I 誘導で陰性 S 波）

　右軸偏位に気づいた後には、心臓の位置異常に関連させて注目した
いところがあります。

右胸心を疑って移行帯を確認

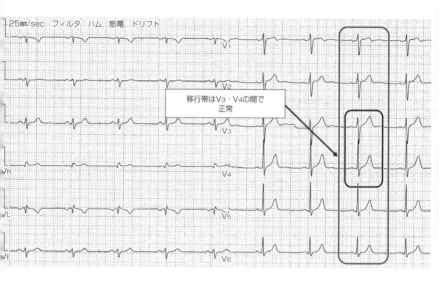

25mm/sec フィルタ：ハム，筋電，ドリフト

V1
V2

移行帯はV3・V4の間で
正常

V3
VR
V4
VL
V5
VF
V6

　著明な右軸偏位から、右胸心を疑って胸部誘導の移行帯を確認しますが、移行帯は V3・V4 の間で正常です。

　どうやら、右胸心は否定的です。

所見2：正常移行帯（右胸心は否定的）

　右胸心は否定されましたが、右軸偏位の原因をどう考えますか。

もう一度肢誘導に着目

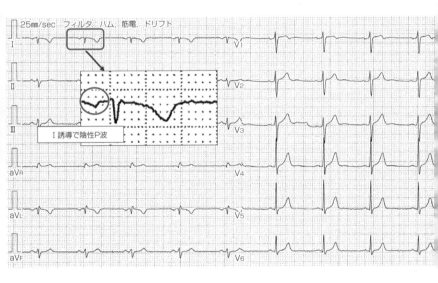

I誘導で陰性P波

　陰性のS波が目立ったI誘導に再度着目すると、P波は陰性です。これは右胸心に特徴的な所見ですが、移行帯の検討から右胸心は否定的です。

　肢誘導のみが心臓の逆位を思わせるときは、右手と左手の電極の付け間違えを考えます。

所見3：I誘導の陰性P波（電極の付け間違え）

　実際、記録者に確認してみると付け間違えであることがわかりました。病棟で胸部症状を訴えた患者さんでしたので、電極を付ける際に、あわてて電極を付け間違えたようです。

　なお、後日のホルター心電図検査により、胸部不快感に一致して上室期外収縮が確認され、本心電図では記録されませんでしたが、上室期外収縮が胸部症状の原因と考えました。

第30問

人間ドックでたまたま記録された心電図です。

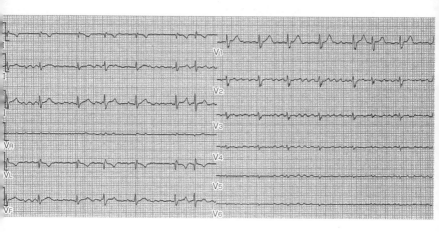

最初に目につくのは……脈の不整

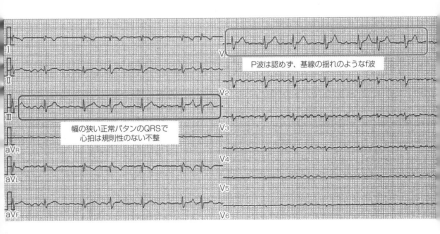

P波は認めず、基線の揺れのようなf波

幅の狭い正常パタンのQRSで
心拍は規則性のない不整

まず、脈の不整に気づくでしょう。幅の狭い QRS 波が不規則に変動しています。

また、P 波を認めず、f 波を認めることから、不整脈診断は、

所見 1：心房細動

と考えられます。

では、次に目につく所見は何でしょうか。

胸部誘導に R 波をほとんど認めない！

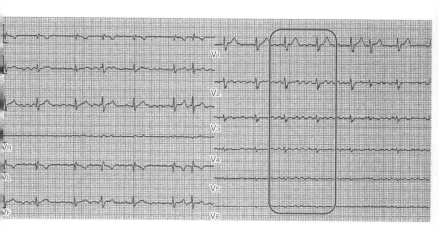

　胸部誘導を見ると、V1・V2 には R 波を認めるものの、V3 以降は R 波の波高が低く、しかも左側胸部誘導に向かうほど R 波高が減高していきます。

　この記録では、移行帯は V1 と V2 の間と考えられ、極端な反時計回転を示しています。

所見 2：反時計回転

　胸部誘導に R 波をほとんど認めないという心電図では、次にチェックするポイントがありました……。

右軸偏位は認めるが……

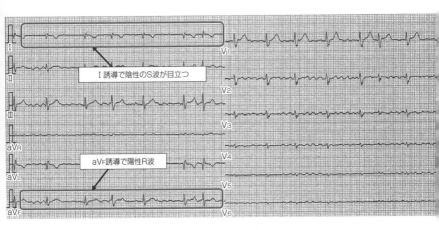

I誘導で陰性のS波が目立つ

aVF誘導で陽性R波

　左側胸部誘導でR波をほとんど認めない場合には、右胸心を鑑別診断の1つに
考えます。

　さらに、肢誘導で右軸偏位（I誘導で著明なS波）とI誘導の陰性P波を認め
れば、右胸心を確診できるのですが、この記録ではI誘導の目立ったS波しか確認
できませんでした。

所見3：右軸偏位（I誘導で著明なS波）

　すなわち、基本調律が心房細動でP波を認めないため、I誘導の陰性P波が確
認できません。右胸心の診断でほぼ間違いないとは思われますが、I誘導の陰性P
波が確認できない分、状況証拠はやや弱いように感じます。

　心房細動を合併した右胸心の患者さんでは、心電図だけでは確定診断が少し難
しいかもしれません。胸部X線写真や心エコー図検査などによる精査が必要と考
えます。

第**31**問

ヘビースモーカーの患者さんの心電図です。

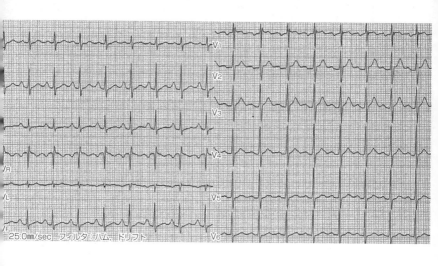

25.0mm/sec　フィルタ：ハム、ドリフト

第31問

頻脈傾向に気づきます

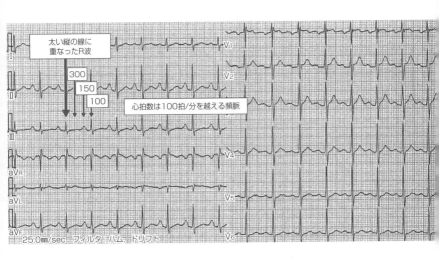

太い縦の線に
重なったR波

300
150
100

心拍数は100拍/分を越える頻脈

25.0mm/sec　フィルタ：ハム，ドリフト

　一目見たときに QRS が数多く記録されているように感じます。

　これは頻脈傾向を反映しているので、心拍数を計算すると、300 の法則から 100 拍/分を越える（厳密には 101 拍/分）頻脈を認めます。P 波は洞由来と思われるので、

所見 1：洞性頻脈

と考えられます。

　次に目につく所見は何でしょうか。心電図の判読では必ずチェックすべき誘導があります。

基本に忠実に必ず見るべき誘導（V1）を確認すると……

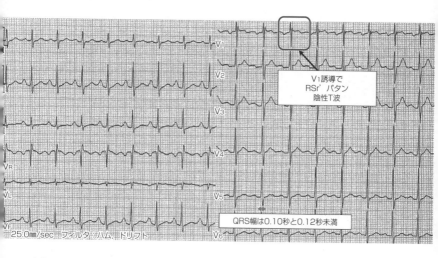

V1

V2

V1誘導で
RSr' パタン
陰性T波

V3

V4

VR

VL

V5

VF

QRS幅は0.10秒と0.12秒未満

25.0mm/sec　フィルタ：ハム、ドリフト

V6

　胸部誘導の V1 誘導は必ずチェックすべき誘導です。

　RSr' パタンに陰性 T 波を伴う右脚ブロックパタンですが、QRS 幅は
0.12 秒未満ですので、

所見２：不完全右脚ブロック

と考えられます。

　次も基本に忠実に……。

基本に忠実に必ず見るべき誘導（Ⅱ・Ⅲ・aVF）を確認すると……

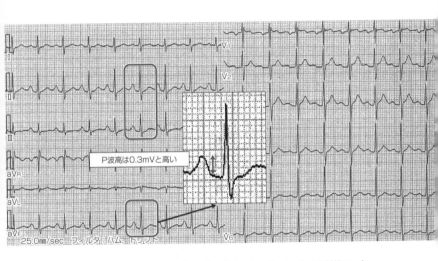

P波高は0.3mVと高い

25.0mm/sec フィルタ ハム トリソフト

　肢誘導のⅡ・Ⅲ・aVF 誘導は必ずチェックすべき誘導です。

　これらの誘導で、P 波高が 0.25 mV 以上あるときには右房の負荷所見を考えます。aVF では 0.3 mV と高く、

所見 2：右房拡大

と考えられます。

　しかし、通常Ⅱ・Ⅲ・aVF 誘導の右房拡大の P 波は「先鋭増高」といわれていますが、ここではそれ以外の所見も気になります。

基本に忠実に必ず見るべき誘導（Ⅱ・Ⅲ・aVF）を確認すると……

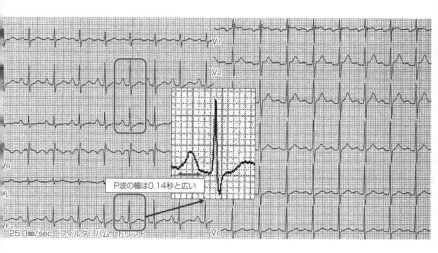

P波の幅は0.14秒と広い

25.0mm/sec　フィルタ　ハム　トリント

右房の負荷所見だけでは、P波の幅は広くなりません。しかし、この心電図記録では、Ⅱ・Ⅲ・aVF誘導のP波の幅は 0.14 秒と広くなっています。

これらの誘導でP波の幅が 0.12 秒以上になると、左房の負荷所見を考えます。

所見 3：左房拡大

左房負荷所見であれば、それを的確に評価する誘導がありました……。

改めて V1 誘導を見直してみると……

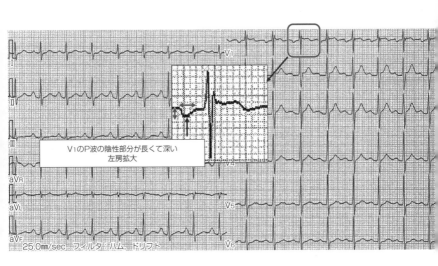

V1のP波の陰性部分が長くて深い
左房拡大

改めて V1 誘導をよく見直してみると、P 波の陰性部分が長くて深いことに気づきます。この所見から、

所見 3：左房拡大

があることが、裏付けられました。

すべての所見を見直してみると……

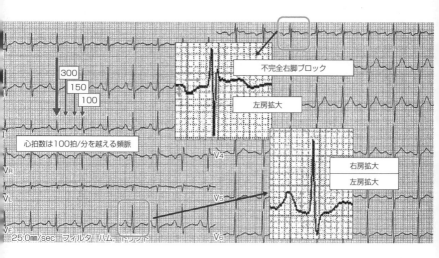

300
150
100

不完全右脚ブロック

左房拡大

右房拡大
左房拡大

心拍数は100拍/分を越える頻脈

V4

V5

V6

VR

VL

VF

25.0mm/sec　フィルタ　ハム　トワッド

　さて、この症例では、右房・左房の両心房の拡大がありそうだと気づきました。また、不完全右脚ブロックも右心系の負荷を反映する可能性があります。では、これらの所見と最初に発見した洞性頻脈とは関係があるのでしょうか？

　右房拡大や右心系の負荷の背景には呼吸器疾患（ヘビースモーカーという情報もあり）の合併が、左房拡大の背景には心不全の合併があって、これらの背景が洞性頻脈に関わる可能性は否定できないと考えます。

　確定診断には、呼吸機能検査や心エコー図検査などのさらなる精査が必要かもしれませんが、得られた心電図所見を相互に関連付けて考えられると、判読技術も上級の域に達したといえましょう。

第32問

胸痛時の救急外来での心電図記録です。まず目につくのは……。

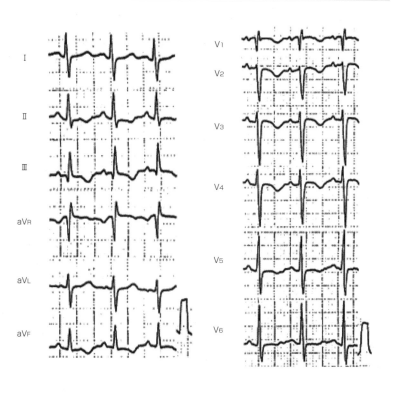

左右に圧縮して記録されたような心電図という印象をもちませんか？

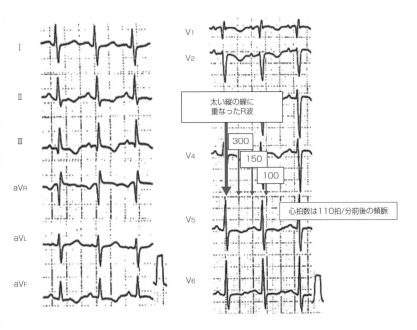

I

II

III

aVR

aVL

aVF

V1

V2

太い縦の線に
重なったR波

300
150
100

V4

心拍数は110拍/分前後の頻脈

V5

V6

　心電図記録が左右に圧縮されたような印象です。

　頻脈による印象と考えます。心電図の記録時間が短いにもかかわらず、肢誘導・胸部誘導にQRS波形を3つずつ認めます。また、P波は正常と考えられますので、

所見1：洞性頻脈

としてよいでしょう。

　心拍数は、300の法則から110拍/分前後、1,500の法則から111拍/分（1,500÷13.5 ＝111.1）と計算されます。

　次に目につく所見は何でしょうか……？

前胸部誘導の陰性 T 波が目立ちます

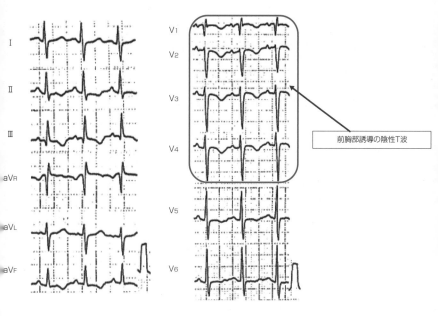

前胸部誘導の陰性T波

次に、胸部誘導の V1～V4 誘導に陰性 T 波を認めます。

所見 2：前胸部の陰性 T 波

この所見だけでは疾患や病態を特定することはできませんので、さらなる情報収集に努めます。

V₁～V₄ 誘導の R 波の減高とともに……

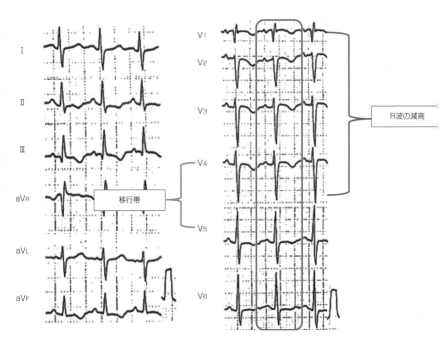

I

II

III

aVR

aVL

aVF

V₁

V₂

V₃

V₄

V₅

V₆

移行帯

R波の減高

前胸部誘導の陰性 T 波に気づくと同時に、V₁～V₄ 誘導の R 波が減高していることも目につきます。そうすると、R/S 比が 1 となる移行帯は左側胸部誘導側に移動します。

V₄ では R/S<<1 ですが、V₅ では R/S>1 程度ですので、移行帯は V₄ 側よりもむしろ V₅ 側に近く、時計軸回転と評価されます。

所見 3：時計軸回転

前胸部誘導の陰性 T 波と R 波の減高は、右心系の負荷を示す所見です。主訴の胸痛とあわせて考えると、ぜひ確認したい誘導があります。

胸痛と右心負荷所見があれば、
S1・Q3 を確認

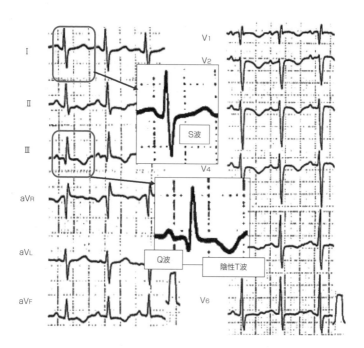

I

II

III

aVR

aVL

aVF

V1

V2

S波

V4

Q波   陰性T波

V6

　胸痛と心電図上の右心負荷所見があれば、肺血栓塞栓症を疑います。肺血栓塞栓症の典型的な所見は「S1・Q3」（時に「S1・Q3・T3」）とよばれるもので、これを知らないと診断は難しいといわれています。

　そこで、I誘導とIII誘導に着目すると、

所見4：S1・Q3・(T3)：肺血栓塞栓症（疑い）

の診断が導かれます。

　肺血栓塞栓症が疑われれば、最初に気づいた洞性頻脈の原因も痛みや低酸素が関係するかもしれないと考えたくなります。

私の好きなもの 5
酒と肴

　和歌山の居酒屋 K では、紀州の地魚の美味しい食べ方とお酒の飲み方をたっぷりと教えて頂きました。近海の新鮮な魚を多彩な調理方法で頂くとき、酒と魚は相互にその味を高めあう素晴らしいものでした。大阪の A は和風もつ料理を看板に、牛の色々な部位を丁寧な作業で臭みなく提供してくれる浪速の良心店です。「フク照り焼き」や「チレ刺し」と、この店の独自のハイボール（少なくともウィスキーを炭酸で割った形跡はない）との相性は抜群です。盛岡のバー K は、自ら買いつけられたスコッチのシングルモルトをストレートだけで提供する店で、盛岡には過ぎた銘店との評判でした。ウィスキーに合わせて食する「イブリガッコ」、「自家製カレー」は秀逸でした。東北らしいフルーティでパンチのある日本酒を、ご主人の釣果のアユや天然の山菜やキノコで頂ける盛岡の H は、知る人ぞ知る大人の隠れ家です。ここでは、塩辛が甘い肴であることを教えられました。最後に、京都の天然水のビール工場・京都ブルワリーで味わう「香るエール」は、世界一美味しいビールと信じています。

　行く先々で、良い酒と良い肴、そして良い人に巡りあってきました。豊かな人生を過ごせてきました。これからも、素晴らしい出会いに恵まれればと願っています。

さほど所見は多くないように見えますが。

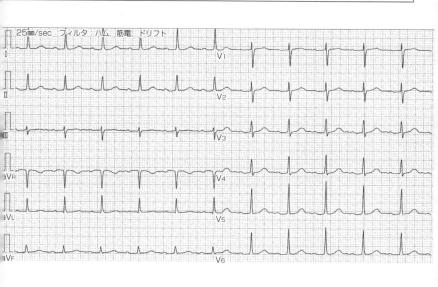

正常と思われる心電図ほど基本に忠実に判読を

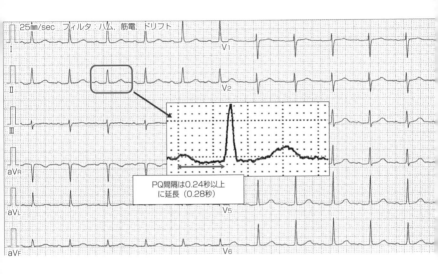

25mm/sec フィルタ：ハム，筋電，ドリフト

I　V1

II　V2

III

aVR

PQ間隔は0.24秒以上
に延長（0.28秒）

aVL　V5

aVF　V6

　心拍数・脈の不整・電気軸・移行帯・QRSパタンなどには大きな所見はなさそうです。

　そこで、基本に忠実にP波から順に所見を評価していくと、PQ間隔の延長が確認できます。

所見1：1度房室ブロック

　所見は1つではなく、複数認められることがあるので、引き続きP波に続いて順に所見を評価していきます。

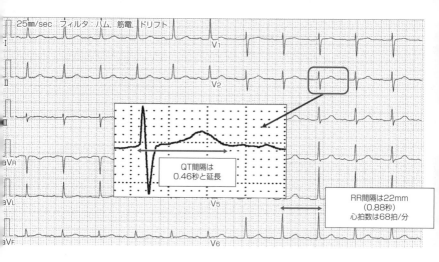

25mm/sec フィルタ：ハム, 筋電, ドリフト

QT間隔は
0.46秒と延長

RR間隔は22mm
（0.88秒）
心拍数は68拍/分

引き続きアルファベット順に所見を評価していくと、QT 間隔は 0.46 秒と確認できます。

QT 間隔は心拍数の影響を受けるため、通常は補正した QTc 間隔で評価します。Bazett の補正式では、QTc 間隔＝QT 間隔/$\sqrt{\text{(RR 間隔)}}$ で計算されるので、RR 間隔は 22 mm (0.88 秒) であることから、QTc 間隔＝0・46/$\sqrt{0.88}$＝0.49 (秒) と計算されます。

臨床的には QTc 間隔で 0.46 秒以上を QT 延長と考えるため、

所見 1：QT 延長

Bazett の補正式は心拍数が 60 拍/分に標準化した計算式です。

設問では心拍数が 68 拍/分と 60 拍/分に近いので、QT と QTc は比較的近い値をとっており、実測値との乖離があまりありません。

評価しやすい所見と評価しにくい所見

*

　心拍数・脈の不整・電気軸・移行帯・QRSパタン・ST変化などは比較的評価しやすい所見で、特に、期外収縮や脚ブロックパタンなどは、一瞥しただけで目に飛び込んでくる所見です。

　一方、P波やU波のように、もともと電位が低い波の変化による所見（P波による心房拡大やU波による虚血所見）は、なかなか評価することが難しい所見です。設問のようなPQ間隔やQT間隔といった「時間」的な要素を含む所見も見逃しやすい所見の代表例かと思います。

　このような見逃しやすい所見まで、見落とさずに確認する王道は、「基本に忠実に、アルファベット順にP波からU波まで判読する」ということと、「注目すべき誘導には偏りがあり、I・aVF・V1・V5誘導を重点的に見る」という、2点と考えています。詳細は、拙著『スキ間で極意・学習編!!　心電図プロの見方が面白いほど見える本』をご参照ください。

図の転載元一覧

上嶋健治, 著. スキ間で極意・学習編!! 心電図プロの見方が面白いほど見える本. 東京：克誠堂出版, 2019.

本書での問題番号	転載元
第 24 問	p. 107. 図 5-8

市田 聡, 代表. ハート先生の心電図教室 ONLINE. URL：http://www.cardiac.jp/

本書での問題番号	転載元
第 3 問 MEMO	「刺激伝達系」URL：http://www.cardiac.jp/view.php?target = conduction_system.xml

索　引

欧　文

Bazett の補正式　215
f 波　5, 6, 10
J 波症候群　55, 57, 58, 85
P terminal force　67
QT 延長　64, 73, 215
QT 延長症候群　55
QT 間隔の延長　80
QT 短縮　46
ST 上昇　160, 162, 171, 177, 182
ST 低下　156, 160, 163, 170, 176, 183
V3R　164
V4R　164
WPW 症候群　122

和　文

あ

アンダーセンシング　152
移行帯　86, 186, 189, 193
異所性上室調律　23
1 度房室ブロック　28, 32, 140, 166, 172, 214
陰性 U 波　157, 160
右脚ブロック　15, 16, 24, 201
右胸心　188, 198
右軸偏位　192, 198
右室梗塞　164
右房拡大　202
オーバーセンシング　152

か

下方軸　127, 129
冠静脈洞調律　23
完全右脚ブロック　20, 26
脚ブロック　126, 129
休止期　114, 115
急性心筋梗塞　79
鏡像関係　163
鏡像現象　160, 171, 174, 177, 179, 183
筋電図　3
高 Ca 血症　46
高 K 血症　37
高電位差　49, 51, 66
交流ハム　3

さ

左脚後枝　16
左脚後枝ブロック　18, 21
左脚前枝　16
左脚前枝ブロック　17, 18, 27
左脚ブロック　139, 146
左房拡大　65, 67, 100, 158, 173, 203, 204
300 の法則　30, 44, 125, 133, 165, 200, 208
上室期外収縮　60, 61, 97, 102, 105, 111, 112, 113
上方軸　129, 134
徐脈　31
人工ペースメーカ心電図　147
心室期外収縮　54, 55, 62, 71, 76, 83, 98
心室内伝導障害　42
心室頻拍　93, 125, 126, 127, 128, 133, 135
心房細動　5, 6, 10, 196
1,500 の法則　30, 45, 125, 133, 208
センシング不全　152
早期再分極　50, 51

た

多源性　77, 78
低電位差　7, 11, 12
電気軸　16, 126, 129, 187
テント状 T 波　37
洞徐脈　165, 167
洞性徐脈　30, 44
洞性頻脈　178, 200, 208
洞性不整脈　51, 84

洞不整脈　45, 48
洞ブロック　39
時計回転　186, 189
時計軸回転　210

な
2束ブロック　18

は
肺血栓塞栓症　211

反時計回転　189, 197
非伝導性上室期外収縮　143, 144
非特異的心室内伝導障害　36
頻脈　200
頻脈性心室固有調律　91, 93
ブルガダ症候群　55
ペーシング不全　152

変行伝導　104, 105, 106
房室接合部調律　23
房室ブロック　167

や
融合収縮　89, 93, 151, 153
陽性U波　160, 184

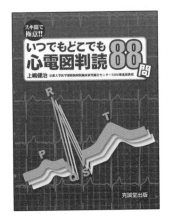

● 『学習編』 ●

心電図のどこを見たらいいのかわからない……
その悩み、解決します！

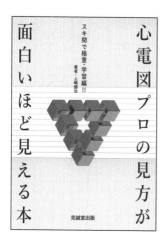

スキ間で極意・学習編 !!
心電図プロの見方が面白いほど見える本

上嶋健治／著

ISBN978-4-7719-0514-6
B5判　190頁　定価（本体 5,600 円＋税）

**問題を解くだけでなく、じっくりと勉強をしたい。
そう感じたら、この１冊 !!**

113-0033 東京都文京区本郷 3-23-5　克誠堂出版　Tel. 03-3811-0995　Fax. 03-3813-1866

スキ間で極意・問題編2!!
所見（こたえ）は1つとは限らない！
複数所見の心電図33問　　　　　　　　　　　　＜検印省略＞

2020年2月10日　第1版第1刷発行

定価（本体3,300円＋税）

著者　上　嶋　健　治
発行者　今　井　　　良
発行所　克誠堂出版株式会社
〒113-0033　東京都文京区本郷3-23-5-202
電話　(03)3811-0995　振替 00180-0-196804
URL　http://www.kokuseido.co.jp

ISBN 978-4-7719-0528-3 C3047　¥3300E　　印刷　三報社印刷株式会社
Printed in Japan ©Kenji Ueshima, 2020